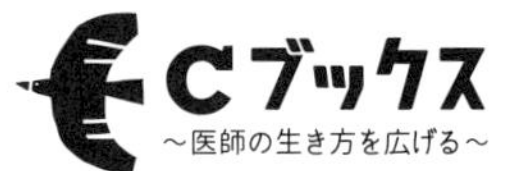

10年目で0.8人前の外科医になる道

とある地方医の
表の顔と裏の顔

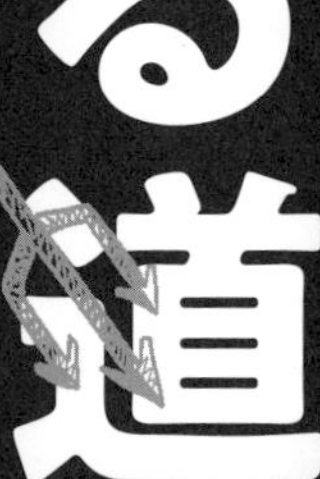

著 小渡亮介
弘前大学胸部心臓血管外科学講座
診療講師

MC メディカ出版

推薦のことば　―いでよ、出る杭！―

「出る杭は打たれる」というのは、「頭角を現す者はとかく他の人から憎まれ邪魔をされる」という意味で、私は好きではありません。伸び盛りの若者の足を引っ張るニュアンスがあるからです。今年の大河ドラマ『鎌倉殿の13人』（第10話　根拠なき自信）で、あくまで敵砦の攻略を主張する源 義経を、「小僧、経験はあるのか。嫌に自信たっぷりじゃないか」と嗜める大人衆に対して、義経が「経験はない。経験がなくて自信がなければ何もないじゃないか！」と反論するシーンがありました。このセリフに喝采を送った方も多いのではないでしょうか。若者には大人に気に入られるように小さくまとまることよりも、たとえ打たれても、自分の意見をしっかり表明し、それを行動に移してもらいたいと思います。杭はしっかり打たれて、地中深く根ざしてこそ、建物を支える役割を果たします。若者たちには、どんどん余計なことを言って、して、打たれてほしいと思います。打たれたことに負けず、しっかりと足を踏ん張って、新しい社会を支えていってほしいのです。

小渡亮介君は、まさに「出る杭」の典型です。彼と親しく接するようになったのは、胸部心臓血管外科の臨床実習の時で、「先生、心臓血管外科面白いすね。押忍。」と学生時代にチャンピオンになった空手家のノリで実習を楽しんでいました。6年生になって、われわれの海外研修クリニカルクラークシップで、ペンシルバニア大学のDr. Gorman研究室に研修に行き、心臓血管外科医の道を志したようです。何事にも積極的、貪欲であるが、時に熱意が空回りして周りと軋轢を起こす、そんな熱血青年でありました。

この本を読むと、彼がどのように考えて学生時代から修練医時代を過ごしていたのかがよくわかります。彼が「出る杭」ぶりを発揮し、それをうまく叩いてくれた指導医たちの物語が随所に記されています。逆に、彼が裏でこれだけ勉強していて、上級医にも気配りをしていたことに、思わず舌を巻きました。彼の指導医たちが本書を読んだら、「わしそんなこと言うたか？」と思うかもしれませんが。誰もが彼のように振る舞えるとは思いませんが、本書は一人前のacademic surgeonを目指す医学生、修練医の皆さまにぜひ読んでもらいたい一冊です。

2022年3月

弘前大学名誉教授 / 吹田徳洲会心臓血管センター長

福田幾夫

はじめに

「自分は外科を続けていて１人前になれるのか？」「自分なんかが外科を目指していいのか？」「自分って、イケてる医者になれるのか？」そのように悩む若手外科医や研修医、学生さんが少なからずいるのではないでしょうか？ 実は…僕もその一人です。医師免許取得後10年で、僕は地方大学病院の心臓外科（小児グループ）の責任者になってしまった。そう、なってしまった。これはとても珍しい、ラッキーなことに見えるかもしれません。でも実は、僕自身は10年間ずっと準備をしてきました。田舎で生まれ地元の大学で育ち、国外留学経験もない。ないことだらけの外科医が、10年間で0.8人前だけれども責任者を任せられるまでに至った経緯を振り返り、「もっとこうしたほうがよかったなぁ…」と感じる部分を多くの人と共有したいと思い、本書を書きました。臨床、学術、研究、教育、趣味…やれること、やりたいこと、やらなければいけないことは刻々と変化していきます。ですが、臨床や学術などがいつ、どのレベルに達していたらいいのか、どのようなバランスで頑張ればいいのかを示した本はほとんどありません。この本の内容が皆さんにとって、将来の目標に向かう際の道標となればうれしいです。僕は医師12年目ですが、現在は大学で責任術者として執刀し、自分で論文を書きつつ、後輩に学会発表や論文の指導をする日々を過ごしています。研究費をいただいて他分野との研究をし、特許申請をする機会にも恵まれました。10年間の中で何度かあった、ブレイクスルーのきっかけになったポイントをお話しすることで、若手の方が「超えるべきライン」の目安になると信じています。皆さん、１人前になるのは難しいです！ でも半人前では不十分で、それ以上チャンスが回ってきません！ 何とか最短で0.8人前になりましょう！

2022年３月

小渡亮介

10年目で外科医に

Contents

0.8人前のなる道

第2章 後期研修医編

第3章 専門研修医編

第4章 二番手編

第5章 そしてO.8人前へ…

とある外科医のこれまで

とある外科医のこれまで 表

学生実習、初期研修医編	学生時代部活（空手）漬け 5年生～病院実習	学 ●ネット講座中心に国試勉強を行う（模試解説も含め2周以上閲覧） ●学内図書館にあるCareNeTVのDVDをすべて見てみる➡ p18
	筑波メディカルセンター病院 （2年）	臨 ●JATECやFCCS含む各種資格を取得 ●自由な気風で仲間と共に育つ ●心臓術後管理を上司から任される 学 ●院内発表会でoriginal article系発表2回（腹部大動脈瘤、急性血液浄化）➡ p39
後期研修医編	函館五稜郭病院外科 （1年）	臨 ●外科執刀200件弱、助手400件 ●海産物を触媒に良好な職場関係を築く➡ p52 学 ●original系発表（エンドトキシン吸着療法）の地方会発表→院内誌収載（➡ p109）
	弘前大学胸部心臓血管外科 （1年）	臨 ●心臓外科医として歩み始める➡ p58 ●初の心臓手術執刀 学 ●全国学会デビュー（症例報告、original）➡ p75
専門研修医編	大阪母子医療センター 心臓血管外科 （1年）	臨 ●年200件の小児心臓血管手術にかかわる ●内科やICUの先生から多くを学ぶ➡ p84 学 ●ビデオ演題、original系など全国学会での発表が増える
二番手編	弘前大学胸部心臓血管外科 （4年）	臨 ●小児グループ二番手として年40件程度主治医として執刀、助手を行う➡ p118 学 ●論文デビュー（IF誌のCase Report）➡ p140 ●上級演題など発表数が増える➡ p137 研 ●大学院入学・卒業➡ p130 ●大学院研究内容で特許取得 ●科研費取得（若手研究）➡ p174
そして0.8人前へ…	0.8人前 （2年以上継続中）	臨 ●小児グループ責任術者として執刀、後輩の手術の助手を行う➡ p186 ●岩手医科大学の手術にも参加（➡ p121） 学 ●筆頭、第二、責任著者論文が25編になる ●後輩の学会発表指導を年10件程度行う➡ p206 研 ●大きな研究費（Center Of Innovation）を獲得し外科トレーニングに関する医工連携研究を行い特許を申請（➡ p178）➡ p210

臨：臨床、学：学術、研：研究

とある外科医のこれまで 裏

学生実習、初期研修医編	学生時代部活（空手）漬け 5年生～病院実習	学	●USMLEの勉強を何度かトライしてみるも最終的に挫折する ●一人での勉強の限界に気付く…➡p18
	筑波メディカルセンター病院 （2年）	臨	●資格、セミナー、学会オタク化する ●循環器内科、心臓外科の悪い（良い）先輩医師に2年間面倒を見てもらう
		学	●2年目の急性血液浄化の発表が、思い入れが強すぎて「ちょっと何言ってるかわからない」と評価を受ける➡p39
後期研修医編	函館五稜郭病院外科 （1年）	臨	●「お前って、意外と言い訳多いよな」と焼き鳥を食しながら上司に言われる➡p52
		学	●研修医やナースをバイトで雇いN=100以上の研究をするも院内誌掲載に留まる（涙）（➡p109）
	弘前大学胸部心臓血管外科 （1年）	臨	●初の心臓手術執刀翌日に劇団四季から表彰されるため、2日で青森-東京を2往復
		学	●毎回、発表タイトルからダメ出しをくらう➡p75
専門研修医編	大阪母子医療センター 心臓血管外科 （1年）	臨	●手術はおろか病名や病態がわからない日々が続く➡p84 ●ICUや循環器の先生が慰めながらいろいろと教えてくれる
		学	●original articleを投稿するも2誌でreject→お蔵入りとなってしまう ●10年分の解析をした研究を試みるも目的のないデータ採取をしてしまい発表すらできずに終わる➡p109
二番手編	弘前大学胸部心臓血管外科 （4年）	臨	●少し実力がついてくるも不十分で回りに迷惑をかける日々が続く➡p118 ●ベトナムや他施設の手術を見て考え方や価値観が広がる➡p125
		学	●学術レベルが少し上がり、アンテナがよくなってくる。後輩の指導が増える
		研	●授業を受け持つため大学院を短縮卒業 ●大学院（研究）外科修練のバランスの取り方の難しさに気付く➡p130
そして0.8人前へ…	0.8人前 （2年以上継続中）	臨	●できないことはたくさんあるし、周りの評価は甘くない。少し体調を崩す（突発性難聴） ●それでも支えてくれる人や相談できる相手は多いことに気付き、感謝する日々➡p186
		学	●論文実績が信用となり、研究費獲得や共同研究のきっかけになることに気付く ●後輩に上記メリットに早く気付いてもらうため指導が増えると自分がさらに成長する➡p206 ●学会と論文のバランス取りに苦悩中…➡p197
		研	●臨床→学術→研究の流れを作りたいがそう簡単ではなく手探りで進行中 ●だけど、いいこともたくさんある！（本文参照）

第1章

学生実習、初期研修医編

「優秀だねぇ〜」と言われよう

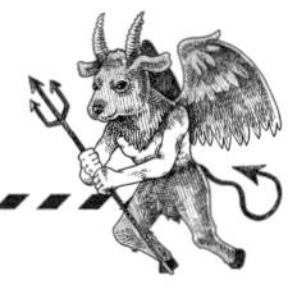

最初に、僕から皆さんに一番伝えたいことは
予習に労力を全振りしたほうが得ということです。

日々の実習や研修で忙しく時間がないと、どのように勉強すればいいのかわからなくなりませんか？ なんとなく、現場で学んだことを復習すると知識として定着しやすくていいですよね。もちろん復習を否定するわけではないですが、あえて言わせてもらいます。

予習に全振りです！

実習や研修では、基本的に指導医につきます。指導医はさまざまなシーンで皆さんに質問を投げかけてきます。その質問に対し正しく答えられると

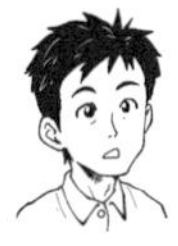

「優秀だねぇ〜」「よく勉強してるねぇ〜」「ちゃんと授業聞いていたんだねぇ〜」

と指導医は返してくれます（個人差はありますが）。

これはお互いにとってとてもウィンウィンです。やっぱり人は褒められて育ちます。答えたことで指導医から褒められると、次もまた頑張ろうとポジティブになれます。指導医も「今、自分についている子は最低限のことはきちんと勉強しているな」「もしかしたらこの科に興味があるのかな？」といい気分になります。そのような状態にもっていければ指導医との関係がよくなり、楽しい実習、研修が行いやすくなります。指導医は褒め上手でなければいけないと思いますが、若手も褒められ上手であったほうが得です。そのためには予習が重要です。

きっかけや動機はなんでもいい

具体的には、**実習に入る前の学生**さんは**共用試験であるCBT（Computer-Based Test）の勉強**をしっかりすること、**実習中の学生**さんは**次に回る科の国家試験の勉強**をさらっとでいいので済ませておくことです。勉強法ですが、**各予備校のネット講座**が本当にわかりやすくオススメです。個人的にはTECOMを主に利用していましたが、MAC（マック・メディカル・アカデミー・コーポレーション）、MEC（株式会社メック）もおもしろいのでどの予備校でもいいと思います。CBTも国家試験も合格点を取るための勉強は簡単です。しかしもう一歩踏み込んで、病態生理や基礎医学を少し含めた理解を教材の解説から得ておきましょう。それは現場での考え方に役立ちますし、指導医からの質問の多くに答えられる力にもなります。僕も4年生くらいまでは授業にまじめに参加するタイプではなかったのですが、病院実習の泌尿器科外来実習中に前日予習していたことを聞かれ、正解を答えたらものすごく褒められました。そこから実習が楽しくなり、予習を続ける癖がつきました。**不純なきっかけや動機のほうが人は頑張れます**（笑）。**研修医**のほうも、回っている科のことでいっぱいいっぱいな人がほとんどだと思いますが、**「ローテート期間のラスト2週間は次の科の予習をする」とルールを決める**といいです。読む本は「レジデントのための…」「研修医必読…」的なもので十分です。繰り返しますが、短い期間内で指導医にいい印象を与える機会を増やすためには「どれだけ復習したか」より「どれだけ予習しているか」が重要です。

いいとこ突いたね、Good question

ちょっとした裏技ですが、指導医の質問に答えるだけでなく、**指**

導医に“Good question”をすることも褒められるためには重要です。Good question と思われるためのポイントは２点、**①質問内容**と**②質問のタイミング**です。

①質問内容

「この診断（または治療法）は○○だと教科書に書いてありましたが、判断に悩むようなケースはないですか？」というように、勉強はしているけど実際のところどうなの？ このポイントがわからないけどどうなの？ といった質問で十分です。もちろん「What is this ?」のような質問をすることもあると思いますが、あまり乱発すると「少しは自分で調べろ」と思われてしまいます。スマホでささっとカンニングして予備知識を入れ**質問内容をストック**しておくといいです。参考書に書いてある Q&A の内容など、**一見出来レース的な質問を投げかけても意外とおもしろくて、奥の深い回答がもらえる**ことがあり、これは学会での質問でも使えるテクニックです。

②質問のタイミング

これが意外に重要です。**「いつでも質問してね！」と言ってくれる神指導医はごく一部**です。そのため、**会話が途切れた際や、処置・手術後の落ち着いたときなどに一つや二つ、時間を埋めるように質問する**のがタイミング的に最高です。なんだか面倒くさくてブラックに感じてしまいますが、リアルワールドで多くの指導医と良い関係を築くためのテクニックと割り切りましょう。指導医が集中している場では静かに、何を質問しようか、気になる点はないかなど全集中で考えましょう。Good question を重ね、指導医から多くを吸収したもん勝ちです。たくさん「優秀だねぇ〜」と言われモチベーションを上げましょう！

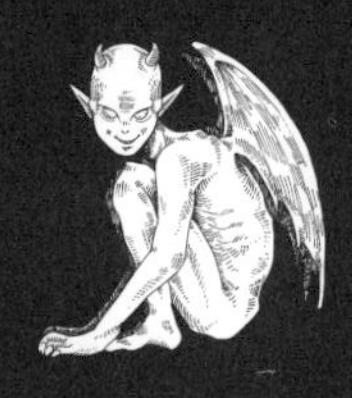

ポイントをついた質問をいいタイミングでして
〝Good question!〟を稼げ

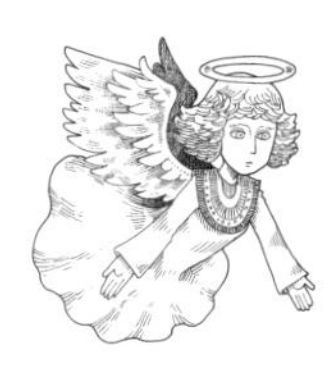

予習メインで勉強し、指導医の質問に答えて褒められよう！

コツコツやること、集中してやることを分ける

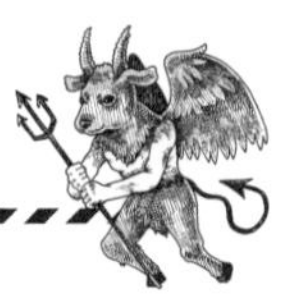

「論文数が足りない、論文が書けない！」

若手から中堅に至るあたりの悩みで圧倒的に多いのがこれです。いきなり何を言うのか、と思われるかもしれませんが、実は**論文を書くという作業は何ごともコツコツやる癖がついていないと非常につらい**です。そして**論文が自分で書けると医師人生は大きく変わる**ため、コツコツやる癖をつけたほうが後々の苦しさ軽減のためにはいいです。論文などに関することは本書後半で具体的に書きますが、ここではその**土台となる仕事の仕方**について述べます。

「勉強会があるから準備をする」「指導医から言われたことをまとめる」「学会発表のスライド作成をする」「資格試験のために勉強する」、これらはイレギュラーなイベントで、集中して行う学習です。これらの積み重ねはもちろん重要ですが、**特に大事なのはコツコツ行う学習**です。

☯コツコツ、緩く、集中

内容は前述の通り、次に回る科の予習で十分です。**コツコツ何かをやる時間を確保することそのものが重要**で、このことは論文の書き方を教えてくれる良書を書かれている先生方も同様のことを述べています。

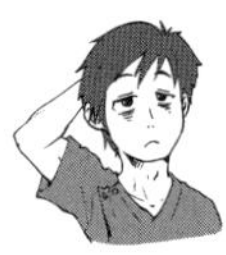

「救急外来が忙しくて飯も食えなかったよ」「すいません、スライドですが忙しくてまだ完成していなくて…これからやります…」

…こういう会話、よく聞くし、よく言いますよね（涙）。でも、5分でいいからトイレに行ってご飯や水を入れたほうが、その後の仕事効率はよくなるのではないでしょうか？ 締め切り直前だけ忙しくなくなってスライドを作れる、なんてことはあるでしょうか？

これらは**その時その時を一生懸命頑張っていると陥るパターン**で、悪いことではないのですが、行動パターンを変えることでここから脱却できます。それは、**集中して行う学習の目標（締め切り）を決めたら逆算してスケジュールを組み込むことです。そしてそのスケジュールの中にコツコツ行うことを組み込む**行動パターンです。よくわからない人や苦手な人は、カレンダーに実際に書き込んでみるといいと思います。一つの例を次頁に挙げます。コツコツやると言っても毎日だとハードルが高いので、**60点くらいの緩いスケジュール**を組み、一日の中、一週間の中などで実践すれば十分です。100点を目指して0点になるのが一番マズイです（経験者は語る…涙）。**緩めのスケジュールを組むことで、集中してやる学習との両立が可能になります。**集中してやることのスケジューリングができていないと、学会発表の準備などがいつも締め切りギリギリになりクオリティの高い仕事ができません。**きちんとしたスケジューリングをする行動パターンができないと、締め切りが基本的にない論文作成は苦行**そのものです。緩くていいので皆さん、今日、今週、今月、今年の自分のスケジュールを目標から設定して一度作ってみてはいかがでしょう？ 癖さえつけてしまえばこっちのもんです。

	月	火	水	木	金	土	日
1週目：AM 7~8時 または PM 10~11時	教科書確認 発表症例の情報集め	文献集め（10~20編）	指導医と知識や文献の確認	追加文献集め 発表のポイントの決定（新規性）	指導医と抄録の方向性を確認→下書きしてみる		
2週目：AM 7~8時 または PM 10~11時	抄録の下書き提出	文献を眺める	文献ポイントの整理	自分の考察案をまとめる	指導医から抄録が返ってくるか提出してくれている 発表の際のスライドイメージを指導医と確認		学会抄録締め切り

だいたい一日1時間作業するイメージで
朝は集中してやる勉強（作業）、夜はコツコツやる作業を2時間前後。

☯大食いに味変、勉強にも味変

ここでもちょっとした裏技ですが、「味変」はご存じでしょうか？ 大食い競争のときに味に飽きてしまうので、味付けをいろいろ変えたりして食事を食べきる工夫ですね。勉強でも同じことばかりやっていると週の後半はおもしろくなくて効率が落ちてくるので、僕は研修医時代、土日に**CareNeTV**やそのDVD、『**レジデントノート**』（羊土社）などを見ることが多かったです。おもしろいですし、**頭がリセットされた状態で月曜からのコツコツモードに戻れる**のでオススメです。後期研修医だと、企業のホームページで提供しているコンテンツなどで勉強するのもいいでしょう。（心臓）外科領域だとジョンソン・エンド・ジョンソン株式会社やアボットジャパン合同会社のコンテンツがとても勉強になります。いろいろなウェブセミナーやそのアーカイブ放送が充実したのは、コロナ禍がもたらしたメリットだと思います。

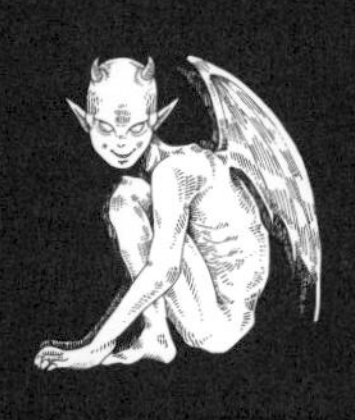

その時その時を頑張っていて
スケジュールを組むのが難しいと思っても、
癖をつければこっちのもん！

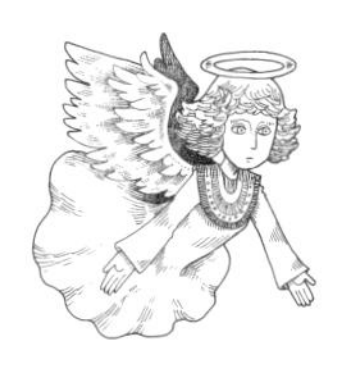

集中してやることの目標から逆算した
緩めのスケジュールを組み、
その中にコツコツやることを入れよう

自分の立ち位置を状況に応じ適切に選択する

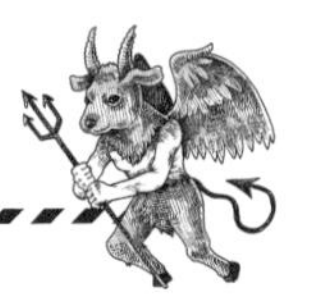

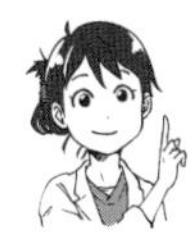

「A 先生と手術をするときは息を合わせて助手をして、B 先生と手術をするときは息を潜めて助手をするといいよ」

これは僕が後期研修医のとき、手術の助手がうまくできず凹んでいた際に先輩がくれたアドバイスです。助手としての実力不足と言えばそれまでですが、根本的にこのときの僕は**自分の立ち位置を理解できていませんでした**。「こういう風にサポートしよう」「今日はこういうことをできるようにしよう」とついつい肩に力が入り、自分がどうしようかということに一生懸命になりすぎて空回りし、術者（指導医）にとってやりづらい助手だったろうなぁと反省しています。

求められていることとできることを見極める

自分の立ち位置の正しい理解と適切な選択は、**メンタルヘルス上も重要**なことです。研修医を含む若手のなかにはいろいろなことに心を折られ、体調を崩す人もいます。「患者急変の際に点滴が確保できず邪魔になってしまった」「他の人は気管挿管など救急対応もしたのに自分はできていない」など、①急変対応、②救急対応、③集中治療対応は若手が心折られることが多いシーンです。ここで気付いてほしいのが、**誰も若手に最前線でのファインプレーを期待していない**ことです（逆に、若手に本気で毎回ファインプレーを期待している組織があれば怖い…）。それなのに「なんとかやってやる！」と前線に出て失敗してしまうと、結果的に邪魔になってしまうことがあります。**周りから求められていることと自分がやりたいことに差がある場合、どのあたりで折り合いをつけられるか**は重要な問題です。

エースをねらうな!

急変対応を例に挙げましょう。急変対応は、チームとしてうまく対応することが求められます。そのなかでまずは**自分がチームの中でできることと、周りが落としがちなことを見つけて拾い上げるつもりで仕事をすることが重要**です。これをきっちりできると**信頼関係も充実感も不思議と得られてきます**。キーパーソンを含めた患者情報の確認、採血オーダーやX線オーダー、輸血部や薬剤部への連絡、ICUに入室できるかの確認を、誰か一人が冷静にやってくれると実はみんな助かります。そして、そういう仕事をしているのを見てくれている人は必ずいます。上司のなかには「今日自分がサポートするからこれをやってごらん」とチャンスを振ってくれる指導医や、特に若手に協力的なメディカルスタッフも必ずいます。焦らなくても次のステップに行くチャンスは必ず来るので、チームの支えとなるように立ち振る舞いを変えることもお互いにとっていいことですし、自分のメンタルヘルスを守ることにもつながります。**自分がベストを尽くすことも大事**ですが、**相手のベストパフォーマンスを引き出す**メンバー（手術なら助手）であるために、立ち位置の把握と選択は重要です。すぐリーダーやエースになろうとする必要はありません！

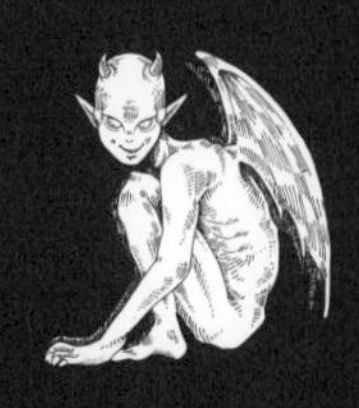

周りが見落としがちなことをすくいあげ、
相手のベストパフォーマンスを引き出そう
自分のベストを見せるのはそれからでも遅くない

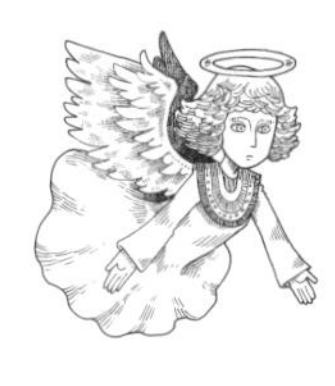

周りからの信頼を得るために、周りが求めていることを理解し、
自分がやりたいこととの折り合いをつけよう

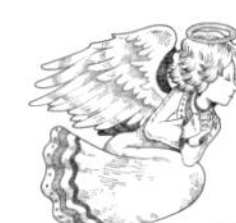

レベル別で参考書を読んでみる

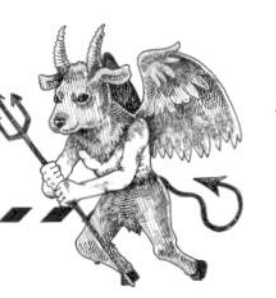

「勉強するときはどのような参考書や教科書を読むといいですか ?!」

よく聞かれる質問に関してお答えします。ここまで概念的な話が続きましたが、ここからは徐々に具体的な話をしていきましょう。

僕がオススメするのは、**簡単な教材を繰り返し使用する勉強法**です。初期研修で各科を回った際は、**レベル別で最低３冊の教材を繰り返し見る**ようにしていました。この方法は、マンガ、ドラマで有名な『ドラゴン桜』（講談社）で紹介されていた勉強法に似ていると思います。

“どう学ぶか”を考えるときは、自分が好きなことをどのように覚えていくか、身に付けていくかを思い返してみるといいです。

☯三周目ぐらいがちょうどいい

例えばマンガ『鬼滅の刃』（集英社）を一回見てマスターするぞ！と言って、登場人物全員の名前の漢字書き取りや登場人物相関図を作成したり、一話ごとにサマリーを作成したりする人がいたら「おいおい」と言いたくなりますよね（笑）。

全体の流れを一気にみて、「なんとなくこんな話なんだな、おもしろいな。もう一回見てみよう」と思い、二周目で「あれ、こんなこと描いていたんだ、なんかひっかかるな」「この凄い人“煉獄杏寿郎”っていうんだ、名前難しくて覚えられないけどカッコいいな」となり、三周目には「ここの表情やセリフはあのシーンの布石だったのか」「煉獄さんもすごいけど母の教えが…」と、**繰り返し見ることで深みが徐々にわかっていくもの**なのです。

勉強も同じで、いきなり「きちんと学ぼう」「しっかり学ぼう」と思っても挫折するだけです。**いかに妥協しながらまず全体像をとらえて、「もう一回見てみよう」と思えるかが鍵**になります。**学生時代**、僕は**勉強する際に看護学生用の本を先に読む**ようにしていました。医学生用の教材より安く、内容も平易で気楽に見られます。それを三周くらい見てから医学生用の簡単な教材を見ると、かなり全体をスムーズに見ることができます。ざっくりとした知識がついているため、新しい知見に関してある程度興味を持ってじっと見ることができるようになり、非常に効率のいい勉強法です。**研修医時代は前の科を研修している段階で「ポケットマニュアル」系や「研修医の…」系教材を3周くらい予習**し、**研修科を回っている際に主に勉強する教材は専修医（後期研修医）レベルの本**でした。こうすることで、**指導医との共通認識や共通言語が増え**、充実した研修となりました。ぜひ、参考書は3段階くらいでのレベル別で勉強してみてください。冒頭に登場した『ドラゴン桜』のほうが、わかりやすく実践法が描かれています（笑）。このメニューをこなすためにも、前述の予習をコツコツやるためのスケジューリング（p18）が重要となります。

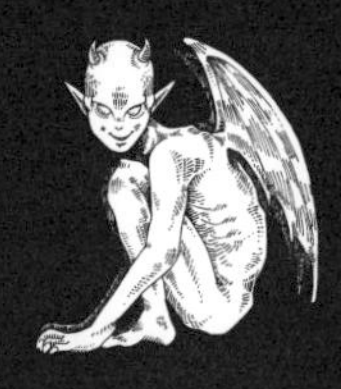

一度ですべてを得ようとするんじゃない　体裁なんて気にするな
効率のいい勉強法はマンガからでもつかみ取れ

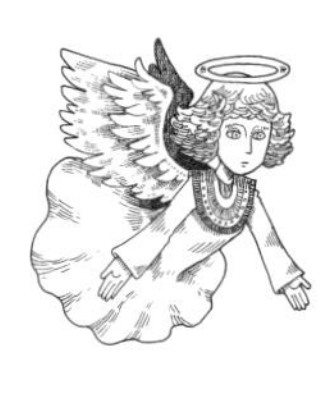

一つの教材に頼らず、
レベル別に3冊以上の教材を選んで繰り返し勉強しよう

さまざまな電子ツールを活用する

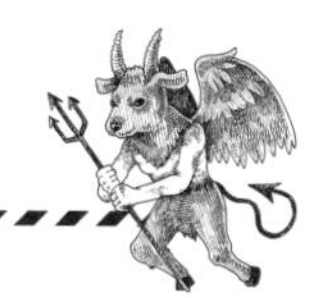

これに関しては、若い世代のほうが断然僕ら世代よりも強いはずなので、多くを語る必要はないと思っています。ただこれは、**指導医との温度差やすれ違いが生じやすい繊細な問題**のため、あえて取り上げます。

研修医になるタイミングで、僕はガラケーから当時最新のiPhone3に買い換えました。パソコンがなくてもすぐにネット検索ができるということと、M2PLUSを入れるためです。M2PLUSがあると、さまざまな無料計算アプリの他、『今日の治療薬』（南江堂）や『当直医マニュアル』（医歯薬出版）など、研修医が持っていれば便利な本が10万円程度でスマホ一台に入れられるため非常に助かりました。これらも含め、いいアプリなどはどんどん利用したほうがいいです。莫大な知識を暗記することよりも、**臨床現場では有用で正確な情報をいかに手軽に素早く利用できるかが重要**です。そのためには、**お金と時間をどれだけ有効に使えるかも同様に重要**です。**ここは絶対ケチってはいけません、自分への投資です！**

ただ一つ、**注意が必要なのは「周囲の目」**です。

残念なことですが、未だに「仕事中にスマホをいじるな」「ここでのスマホ使用は禁止だ」と電子媒体にアレルギー反応を示す人が一定数います。このような方々は話し合いで歩み寄ることは困難ですので、表向きだけでもきちんと気を遣って振る舞い、うまくやり過ごすことが必要です。

情報をキャッチしメモに残す

クラウドでのデータ管理は非常に便利で、選択肢が多い分、難しくて僕自身も使いこなせていませんが、Windows Office の **One Note** は非常に便利なアプリなので特にオススメです。YouTube®で調べれば使い方なども簡単に見ることができるため、まだ試していない人はぜひ！

電子ツールを利用したメモについて紹介します。今やメモ帳やスケジュールの管理のような機能にとどまらず、web ミーティングすらスマホでできてしまいます。個人情報には十分注意が必要ですが、僕の場合は**手術前のカンファレンス段階で悩ましいポイントを OneNote 上に書きます**。それを手術までに解決し、術後は「もっとこうしたほうがいいかなぁ」「あの１針、あの順番ちょっと違ったんじゃないかなぁ」「同症例の次回手術の際にはこう気を付ける必要がありそう」「次に似たような症例があった場合はこうしたほうがよさそう」などをさらっと書き加えるようにしています。これは案外、手術記録以上に自分にとっては重要なのではないかなと思っています。**斜に構えず自分のまっさらな感想や意見、感情を表現する**という機会は普通に働いていると意外とないので、この記録は適切なフィードバックのために重要と考えています。**学会発表や論文になりそうな症例である場合は、参考文献も OneNote 上にまとめて**います。EndNote などの文献管理ソフトも便利ですが、OneNote では直感的に文献をどんどん貼っていき、余白にその文献の概要や、ディスカッションのどういう部分にどのように引用しようかなど簡単にメモが加えられるため、**症例報告レベルでは本文の Word ファイルや Figure の Power Point ファイルも含め、すべて OneNote 内で論文作成を完結する**ことができます。さすがにメモ以上の編集はパソコン上でやることが多いですが…（実は後輩から送られてきた学会スライドや論文の編集は、スマホに入れたWordアプリでしていることもちょくちょくあります)。

メモを取るという行為は、「後で確認して役に立つ」ことがワンセットになって初めて意味のある行為になります。写真、スキャンなどを駆使し、有意義なメモ帳にしましょう。逆に、後に確認しないメモなら手間や時間の無駄ですから、作るのはやめましょう。

スマホにこだわらなくても、パソコンでも自分のパソコンに入れておいたほうが便利なソフトはあります。**医療翻訳ソフトのMED-Transerや動画編集ソフト**(自分は**PowerDirector®**)なども学会発表や論文作成を楽にしてくれるソフトです。

電子ツールは日々進化しており、たまにチェックして最新のものを取り入れるのがいいと思います。なかでもYouTube®は、最新でわかりやすい情報を得るのにベストです。

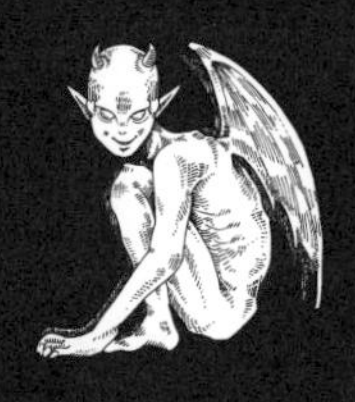

後で確認しないメモなどとるな
最新ツールも活用し、役に立つメモを残さなければ
お金と時間のムダである

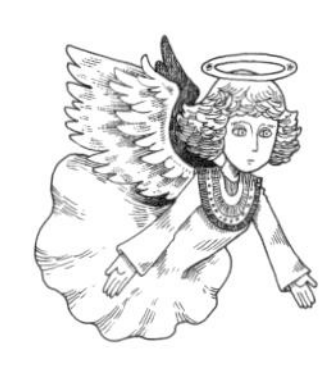

クラウドを上手に利用しよう
特に OneNote は日常診療から論文作成までを
ひとつなぎにできる魔法のメモ帳

勉強会に参加する

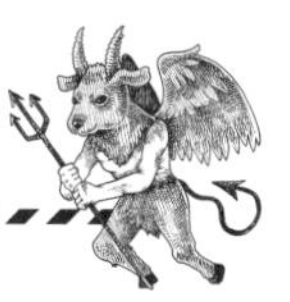

何をいまさら?! と思うかもしれませんが、これは意外と重要です。僕は、**初期研修は勉強会が盛んで参加人数も多い病院を選ぶべき**だと思っています。**勉強会が盛んな病院は、指導医はもちろん、事務方も含めて病院全体で若手を育てようとスケジュールを組んでくれています**。勉強会の内容は当然洗練されていますし、一人で勉強するよりも効率がいいことは明らかです。

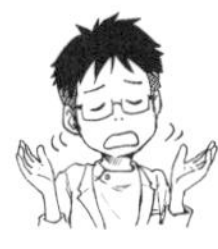

「忙しくて勉強会なんかそうそう出られない」
「科の仕事があるし、指導医が行かせてくれないから参加できない」

こんな言葉をよく聞きます。これはある意味、本当かもしれません。ただ、このように言って勉強会参加率が低い人は、救急当番の際に

「救急外来が忙しくて飯も食えなかった」

…どこかで見た言葉のような…。

言い訳する前に…

これまで僕が見てきた**「できる人」**は、それが研修医であっても指導医だったとしても、しっかりと仕事の仕方を工夫し**勉強会に参加する一時間を確保**していました。大袈裟に聞こえるかもしれませんが、**勉強**

会というイベントのために自分のスケジュールを調整することは、**今後マルチタスクをこなすための練習**となります。また、**勉強会参加の交渉を上司（指導医）にすること**も、**今後いろいろなお願いをしていくうえでの練習**になります。**交渉上手を目指す**のです。

僕が研修をしていた筑波メディカルセンター病院は、かなり若手育成に熱心な病院でした。筑波の特徴として、同世代だけでなく後期研修医や指導医などいろいろな世代が集まって意見交換を行う勉強会が多く、それらは特に勉強になりました（朝にやる、研修医だけの勉強会も気楽で楽しかったです）。ファイザーの若手医師セミナーなど企業主催の勉強会（セミナー）も内容が良く、指導医含め20人以上で参加して盛んに意見交換をしていたのがいい思い出です。現在はコロナ禍でウェブセミナーが多いですが、**ウェブセミナーも、一人で見るより何人かでリアルタイムでディスカッションしながら見ると理解が深まります**。こちらはミュートなので、見ているメンバーで話したり、ビールを飲んだりしながら参加できるのはいいですね（行儀悪くてすいません…）！

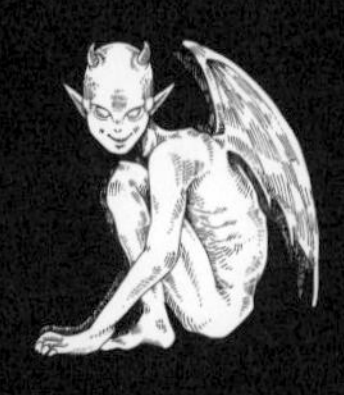

たまには食べながらでも飲みながらでもいい
複数人数での勉強会参加は効率的な学習になる

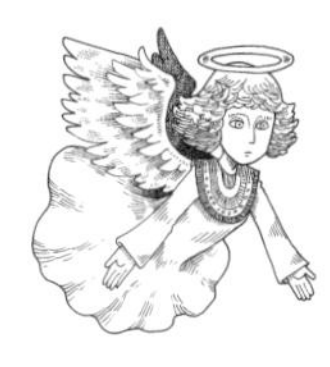

少しでも勉強会に出席できるようスケジュールを組み、
上司にもしっかり交渉！

いろいろな学会へ行ってみる

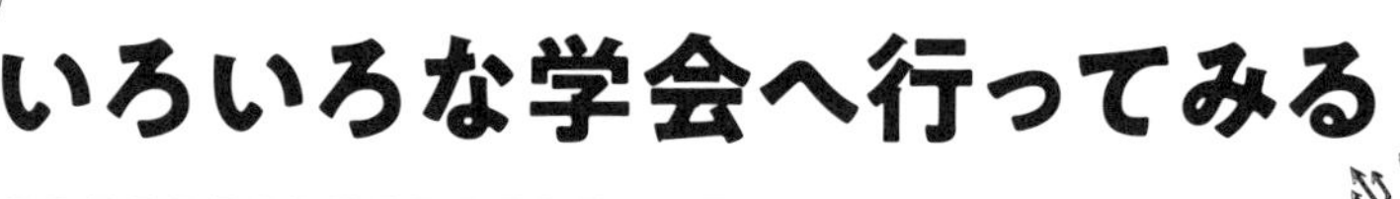

これは**研修医の持つ特権**ですので、どんどん学会などに行ってください。学生も、学会に連れて行ってもらえるチャンスがあれば、ぜひチャンスを活かしてください（オンサイトの学会が復活してほしい2022年現在…）。2ヵ月の短いローテート期間内で学会に行くのは気まずいという人もいますが、むしろ逆で、2ヵ月のうち、この学会に行きたいのでここはお休みください！ とローテーションごとに言えると思ってください（笑）。回っている科の学会に行きたいというのは、さらにハードルが下がります。

学会に行きまくって見えてくるもの

どの学会にいっても楽しいですが、**救急系の学会や集中治療系の学会は、若手が明日からの診療にすぐ勉強内容を活かせる学会**で、特にオススメです。救急や集中治療は若い時に困ったり悩んだりする分野でもありますし、多職種が参加する学会なので、レベル別、立場別のさまざまな話を聞くことができます。ただし、**学会では「盛ってる」発表や「いいとこ取り」の発表も多く、情報の選択が重要**になります（聞いたことをそのまま実践すると痛い目に合うこともある）。なので、やはり**学会も誰かと行って話し合いながら見るほうがいいです**。僕の場合、4学年上の循環器内科の先生が学会好きで、よく一緒に行っていました。外科寄り研修医と循環器内科医なので、角度の違うディスカッションができて有意義でした。ご飯も奢ってもらえたし！

大きな会場でやっている発表は、やはり勉強になるし当然内容もしっかりしています。でも、ぜひ**一般口演やポスターをじっくり見て**ください。その中で「この発表、わかりやすいから真似しよう」「この発表なら自分の持っているネタでも同じように作れそう」と思える発表を探してください。そうすれば、真似で次は自分の発表ができるようになります。**最初は真似でいい**んです！

勉強内容を日常診療に活かすために、そして自分が今後いい発表をするためにも学会に参加し学びましょう。実は僕は4年目になるまで、現在の専門の心臓血管外科系の学会に参加したことはありませんでした。自分が選択する専門の学会に早くから行かなくても何とかなりますし、ほんと気楽に**学会に行きまくることそのものが大事**だと思っています。外科学会や臨床外科学会みたいな**研修医セッションがある学会は、一年目に見ておいたほうがいい**です（ほとんどの人が、情報不足のためかスルーしています）。日本循環器学会のようなゴージャスな学会は、発表が英語で難しくても、なんとなく明日への活力がもらえます。人工臓器学会や生体医工学学会では医学と理工学の橋渡し部分を覗くことができますし、「n数が多いことがすべてではない」「物理学、数学は統計学より上位にいる」ということなども学ぶことができます。同様にVR医学会やコンピュータ外科学会など、いろいろな学会があるので自分でも調べてみましょう。いろいろな分野の学会に参加して感覚が研ぎ澄まされていると、日常診療の中に隠れているブレイクスルーのきっかけや、研究のアイディアが浮かびやすくなります。凝り固まらず、多角的で柔軟な発想を持ったアイディアマンを目指しましょう。

マニアックな学会も見逃すな

自分が若手時代を乗り切るなかで**特によかった学会は、急性血液浄化学会**です。なんてマニアックな学会だ！ と思うかもしれませんが、この学会自体その自覚があるのか（失礼）、**初めての人のための急性血液浄化セミナーみたいなコースを一日中やってくれていて**、そればかり聞いていたらさすがにある程度急性血液浄化のことがわかるようになります。急性血液浄化は、集中治療で困ったときに現場での力の差が出る分野で、その分野を少し知っていると臨床工学技士さんと仲良く話せるようになりますし、周囲からの評価は上がります。同様に、集中治療学会の関連研究会である経皮的心肺補助研究会（PCPS 研究会）で得られた知識は今も非常に役に立っています。

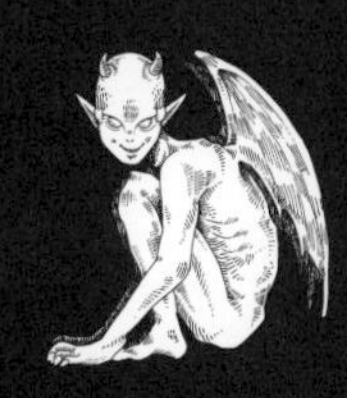

学会は
明日の診療につながるヒントが詰まっている
自分の発表に使えるネタも詰まっている

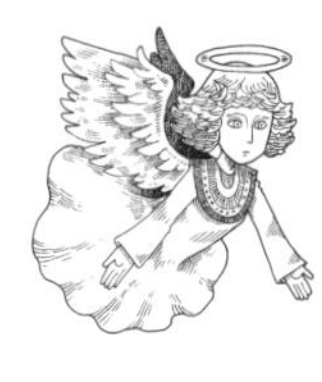

若手のうちは救急系、集中治療系、理工学系もかかわる学会に
幅広くどんどん参加しよう
上の人とのディスカッションによりさらに充実度が増す！

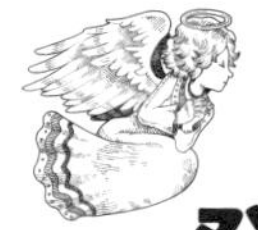

発表をしてみよう（準備）

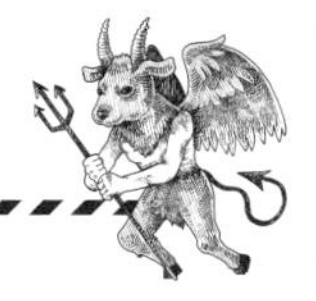

ようやく医師のキャリアパスにかかわってきそうな内容が出てきましたが、「発表をしてみよう」という何とも言えないゆるいタイトルです。最初はどんなに一生懸命やってもなかなかうまくいきません。だから、「してみる」くらいの気持ちでいいです。

この項でこれから発表する人や発表初心者の方に伝えたいことは

①学生のうちからでもチャンスがあれば発表する。**研修医セッションは必ず発表**する

②将来の専門（自分が興味のある分野）よりも、自分についてくれる指導医を誰にするかを優先して発表内容を決める

の2点です。

①学生のうちからでもチャンスがあれば発表する。研修医セッションは必ず発表する

今は**地方会や全国学会でも学生セッションがあることが多く、当然ですが学生発表に対しては周りの先生方は優しい**です。発表ネタの勉強をすること、スライドを作ること、読み原稿を作ること、発表すること、質疑応答をすること、すべては慣れが必要で、慣れないうちはストレスです。そのため、温かい目で見てもらえる学生のうちにチャンスがあれば発表すべきです。仕事に慣れない研修医の業務の合間を縫って初めての発表をするより断然ラクです！

また、**研修医の先生は全国学会の研修医セッションで必ず発表してほしい**です。例えば、**外科系を考えている人は日本外科学会の研修医セッションで発表すると、外科専門医の学術単位が一発で足ります**。臨床外科学会の研修医セッションも同様にオススメです。**学生や研修医はこういった情報がわからないので、ぜひ後期研修医や指導医の先生方は研修医を誘って発表させるように**してください。学生や研修医のセッションはいいことしかないので、やらないと損です（僕も知らないで損しました）！

☯ ②将来の専門（自分が興味ある分野）よりも、自分についてくれる指導医を誰にするかを優先して発表内容を決める

ここで少し**現実的な話**に踏み込んでいきます。若いうちで大事なことは「**発表するモチベーションを保つ**」ことと「**正しい発表のプロセスを身に付ける**」ことです。もちろん、自分が興味ある分野や専門とする分野で発表できればモチベーションを保つのには有効ですが、やはり**正しくいい発表ができるということが最も大事**です。

学生が発表する際は、大学からの発表になると思うのでほとんど心配はいりません。初期研修医の先生は院内発表会や、それに準じた地方会などでの発表があると思います。多くの先生はこういった場での発表がデビュー戦になると思います（僕もそうでした）。

ここで**大事なのは、発表分野や発表内容を決めるよりも先に、指導医（パートナー）を決める**ことです。

市中病院でも必ず「発表が得意な先生」「研修医指導がうまい先生」はいます。**若い先生は、院内のどの先生が、どのような学会発表をしてい**

るのか、どのような発表を若手に指導しているのか調べてください。

そして**早めに院内発表会の指導予約を取りましょう**。正直に「先生のような発表ができるようになりたいのでご指導お願いします」とお願いすれば十分です。発表や指導が得意な指導医は、複数人の指導を抱えても難なくこなせるため、**他の人も指導をお願いするかも…といった心配はいりません。いい指導医を捕まえましょう**。

一つ問題があるとすれば、将来の専門を考えている科など他の先生から発表のお誘いがあった場合です。その際は、ラッキー！と思って2つ発表してしまいましょう。一人1演題が基本ルールだったとしても、研修責任の先生に事情を説明したら許可してくれるはずです。

発表内容決定の際に勘違いしがちなことで、

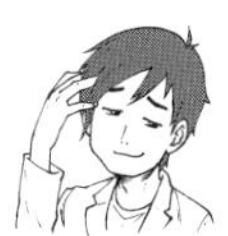

「自分が回っていた時に
いい症例がいなかったんだよねぇ」

といった会話をよく聞きますが…

直接担当した患者じゃないと発表してはいけない、という決まりはありません。

そんな決まりがあるとしたら、original article系の発表は施設責任者くらいしかできないことになります。なんとなく、研修医だし自分がかかわった症例を発表したい、病院側もそうさせたい、といった雰囲気はわかりますが、それをmustと考えないほうがいいです。

ということで、発表内容は指導医と相談して決めましょう。よほどやる気があるのなら、疾患名や治療名など情報を絞って、指導医に「このような症例はないでしょうか？」とお伺いを立てるのもアリです。

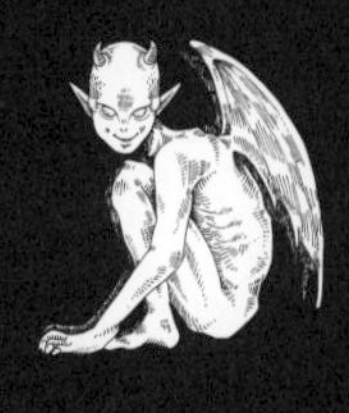

発表内容を検討するときに一番重要視するのは
自分についてくれる指導医だ
症例報告は自分が直接担当していない内容でも気にするな

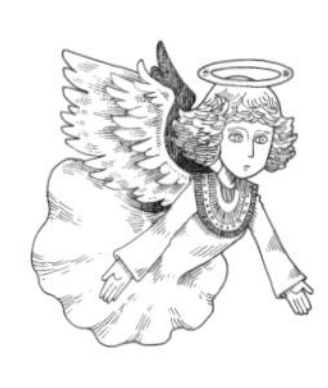

プレッシャーの少ない学会の学生セッションで発表慣れしよう
専門医単位的にも有利なため、
研修医セッションでぜひ発表しよう

抄録を書けるようになりたい

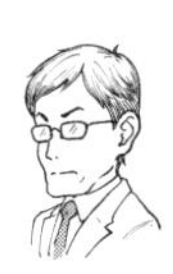

「とりあえず抄録書いてみて」

またよく聞くような言葉ですが…こんな恐ろしい言葉が他にあるでしょうか?!「バルス」(『天空の城ラピュタ』宮崎 駿)くらいでしょうか？大袈裟に聞こえるかもしれませんが、こんなの指導医からのとんでもない無茶ぶりです。

これは外科医的には、

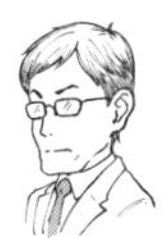

「とりあえず冠動脈バイパス繋いでおいて」

くらいの無茶ぶりです。

論文の項で後ほど述べますが、**論文を書く際、最後に仕上げるのが abstract** です。最初に abstract を書いたとしても紆余曲折を経て必ず abstract は変化し、投稿後でさえも変化します。

その abstract の発表バージョンが抄録だというのに、「とりあえず抄録書いて」とはなにごとだぁ！ です。熱くなりすいません。

抄録がテキトーだと、本当に後で首を絞められます。抄録内容と発表内容で差が生じ過ぎるのはよくないですが、そもそも抄録内容が間違っていることもあり、もうお手上げです。僕も未だに発表スライドの作成中や修正中に頭を抱えることがあり、いつも反省しています…。

☯ 発表初心者はどれくらいの時間をかけて発表の準備をするのがベストか？

これは難しい質問で、正解はありませんが、僕は1ヵ月程度だと思います。正確には、**1ヵ月くらいで仕上がるように指導医が若手を導く必要がある**と思っています。

発表のために合計1ヵ月の準備期間があると仮定すると、抄録作成に1週間、発表作成に3週間のスケジュールをイメージする人が多いのではないでしょうか？

これをせめて、**抄録作成2週間、発表作成2週間の準備期間**にしましょう（抄録の準備は3週間でもいいくらいです）。

発表で最も大事なことは「考察（discussion）」と「結語（conclusion）」です。僕はtake home messageの意味を込めて「まとめ（summary）」と一括りにすることが多いです。**ここをきっちりと押さえるために必要な情報**は

①**症例の新規性（なんでわざわざ発表しようと思ったか？）**
②**"アイディア新規性"（①の新規性に対してみんなに披露しようと思うような「何」をしたのか、考えたのか）**

です。これは後に詳しく説明する松原茂樹先生の『うまいケースレポート作成のコツ』（東京医学社）から学んだもので、**学術活動をするうえで最も重要で、外すことのできないゴールドスタンダード**です。少し説明を加えます。

☯ ①症例の新規性（なんでわざわざ発表しようと思ったか？）

「あの症例、珍しいよねぇ」「苦労したよねぇ」といった他愛もない会

話の中に答えがあります。まずは指導医に、発表のきっかけになった新規性が何かを聞きましょう。

ここに関して初心者が、自分でその症例の「立ち位置」を把握するのは困難です。陥りやすい失敗ですが、**いきなりPubMed® で検索をしないこと**が大事です。PubMed®での文献検索は今後避けて通れませんが、結構大変です。調べることそのものに必死になってしまうので、初学者にはオススメしません。では、何をすればよいかですが、優先度が高い順に、

①専門家の意見を聞く（できれば複数人から）
②教科書を見て、報告例の新規性を見つける（できれば英語の教科書も）
③医中誌やメディカルオンラインで日本語文献を探す（必要なら取り寄せ）

です。3つも並ぶと面倒に見えますが、PubMed®から必要十分な情報を得るより断然楽なのでやってみましょう！

①「専門家の意見を聞く（できれば複数人から）」

当然指導医がメインになります。他の専門家や、少し立場の違う人の意見（例えば心臓外科症例なら循環器内科や麻酔科の意見）を聞くと、バランスのいい情報が集まります。**何が通常の症例と異なり珍しかったのか、苦労したのか**をできるだけ詳しく聞きましょう。

ここで悪魔のささやきですが、実はこの**専門家（指導医）とのやりとりだけで、抄録や発表はほぼできてしまいます**。専門家の意見は大きく外れることはなく、初心者の発表にとって「ちょうどいい感じ」な考察をするのに十分で、後はそれに合わせた文献を添えるだけで発表ができてしまう…。

これは「よくないこと」なのですが、それをわかったうえでさらに突き詰める癖をつけることが大事です。**妥協点は作ろうと思えばすぐ作れてしまう**、ということです。

②「教科書を見て、報告例の新規性を見つける（できれば英語の教科書も）」

やはり**ゴールドスタンダードは教科書**です。教科書には論文で設けられているword limitもなく、ケースレポートやシステマティックレビュー、メタアナリシスなど幅広い研究が時代ごとにまとめられているため、圧倒的に豊富な情報量が得られます。

ここでもレベル別勉強法が役に立ちます。まずは**専門医レベルの日本語の教科書を理解**しましょう。読む範囲は発表症例に関する狭い範囲なので何とか頑張れるはずです。次に英語の教科書になります。**up to dateで肩慣らししてもいい**と思いますが、やはり指導医の先生に貸してもらうなどして**専門的な英語の教科書にトライ**してください。実は日本語の教科書も英語の教科書の翻訳だったり、そのまま引用して訳されているものが多かったりすることに驚きます。そして基礎知識が少しでも身に付くと、意外と英語のほうが直感的でわかりやすいことに気が付きます。教科書から自分の発表内容に関する知識が身に付き、自分の立ち位置を知ることができるのです。PubMed®で最初から検索しなくても、重要な文献は教科書内で引用されているので、その文献を見てみるのもアリです（そこまで余裕がない人がほとんどだとは思いますが…）。ここで注意点です。**初学者の考察スライドは、調べた内容がてんこ盛りになっていることが多いですが、余程めずらしい報告以外、教科書で学んだことをスライドに載せる必要はありません**。あえて載せるなら、はじめに（introduction）的なスライドで一言添えるくらいで十分です。教科書部分の勉強が最も大事ではありますが、師の言葉を引用してあえて厳しい言い方をすると「学会発表はお前の勉強お披露目会じゃないんや」です。…発表のたびに枕を濡らしました。

③「医中誌やメディカルオンラインで日本語文献を探す（必要なら取り寄せ）」

まずは日本語のいい文献や報告をたくさん探してみましょう。ここで強調したいのが、「**日本語論文あなどるなかれ**」です。論文に関する項でも述べますが、日本人は真面目です。考察に関しては相当数の文献が引用されており、英語論文よりもかなり詳細に考察が書かれていることがほとんどです。というのも、査読者も日本語論文の場合は厳しい（熱心な）査読をする方が多く、記載内容の量も質も英語論文に引けを取らない論文が多いです。そして word limit が英語論文ほど厳しくなく、学会誌では安い追加料金でページ追加もできることから投稿が大変！…ではなく、そのおかげで内容の濃い論文が出来上がるわけです。症例報告を真面目に書くのも日本人の特徴なのか、英語でケースレポートを調べてみても日本人の論文を多く見かけます。**たくさんの日本語論文を探し、考察をよく見て、自分の発表の“アイディア新規性”は何かを吟味**しましょう。おまけですが、オープンアクセスではない文献の取り寄せは、環境によっては少し面倒ですが、それほどお金もかからないので秘書や指導医に聞いて取り寄せる習慣を身に付けましょう（取り寄せたら PDF に変換して保存）！

…さぁ、抄録は書けそうですか?!

ここまでを実践したときに、次に多くの人が思うことが「新規性…、ない…」だと思います。そう簡単にはいきません。でも大丈夫です。**自分の発表には新規性がないんじゃないか、発表する価値は本当にあるのだろうかと思うくらい勉強できれば後期研修医レベルでも 120 点**です。タイトル詐欺ですいません、次のステップに進みましょう。え？“アイディア新規性”は？ それはまた論文の項で後述します。抄録は指導医に直してもらったり、書いてもらったりでいいんです（ばーん）！

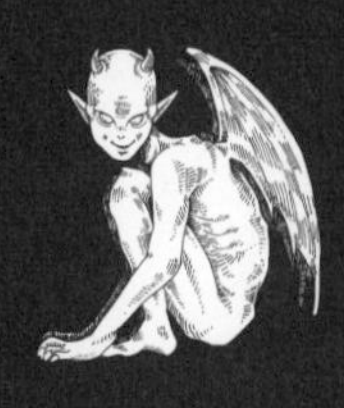

日本語文献をできるだけ多く探し、
それらとは異なる自分の発表のアイディア新規性を
探せ探せ探せ探しまくれ！

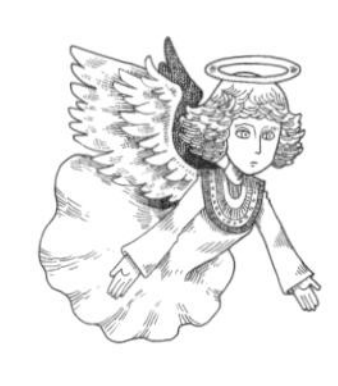

いい抄録を書くための準備期間は最低でも2週間
指導医から症例の新規性を教わり、
自分の報告の立ち位置を知ろう

Column

印象深いレジデントになろう

新小山市民病院 循環器内科副部長
春成智彦

自分自身、医師になって15年が経過する。そのなかで影響を受ける医師は複数いるが、後輩で強い影響を受けたのは本著者である。

当時の医局は総合医局で初期研修医と若手医師が一緒の部屋になっていた。医局で研修医が話し合っているなかで意見を言う中心的な存在に見えた。

本著者と話すようになったのは、彼が循環器内科で研修するようになってからである。

最初の印象は、「初期研修医にしてはしっかりした意見がある」と感じた。人によっては生意気とも捉えられかねない。しかし、教科書で調べたうえでの裏打ちがある意見であったため、彼の意見が患者の治療方針に採用されることもあった。

また、彼はコミュニケーション能力が非常に長けていた。

集中治療関係の勉強会でのことである。勉強会のあとに交流会があり、高名な先生と話す機会があった。普通緊張する状態であるが堂々と質問していた。勉強会の講師をしている方々は教えることが好きな方ばかりなので、講師の先生も彼の質問に熱弁していた。積極的に質問する姿勢を彼から学んだ。

医療に対しては、誰よりも積極的であった。

当時の勤務先は集中治療医がおらず、各科ごとに管理しなくてはいけない環境であった。

いまのように多くの教科書や研究会もなく、既存の教科書のみでは対応できず、学会に参加して学ぶようになった。本著者とは悩む点が同じで、集中治療関係の学会（集中治療学会や急性血液浄化学会など）を一緒に参加するようになった。昼はいろんな講演を聴講し、夜はその知識について、地元の食事や酒をかわしながら議論していたことを懐かしく思う。

彼との記憶で最も残っているものに、院内の古いルールを変えようとしたことがある。

当時は治療へのEBMが今ほど確立されておらず、病院内には独自の考え方が多くあった。私と彼は学会で最新の知見を得ていたため、それに違和感をもっていた。そこで、彼と一緒に皆の意識を変えようと発表の場を利用することとした。当時の初期研修医には年度末に研修医の院内発表会があった。周囲の研修医は症例発表であったが、彼は院内で施行されていた緊急血液透析の内容と予後について統計を用いて発表していた。優秀賞には選ばれなかったが、異質だが立派な発表・姿勢であった。

彼と一緒に仕事をして感じたことは、一生懸命に頑張ることである。

周囲は見ている。頑張る姿を知っていれば、少しの粗相や失敗も流してくれるはずである。怒られることはあっても理不尽なものではないはずである。仮に理不尽なことがあった場合は、上級医に問題があるのかもしれない。年数を重ねて中堅になっていくと、治療への考え方が間違っていても注意されることはなくなる。注意されることは、研修医にとってはプラスなのかもしれない。

がむしゃらに一生懸命になれるのは、研修医の時しかできないことである。年々体力がなくなり、頑張れなくなる…（苦笑）。

研修医の時は、皆の印象に残るくらい一生懸命に頑張ることをお勧めする。

第2章

後期研修医編

「お前って、 意外と言い訳多いやつだよな」と言われてはいけない

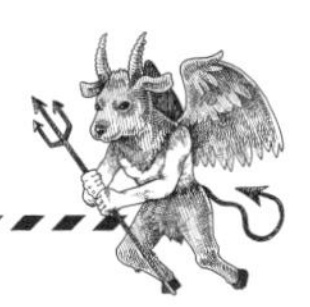

そうです、僕が焼鳥屋で上司に言われました（笑）。

ここでは皆さんに、「**一言目の魔力**」についてお伝えします。

☯根拠のない自信に満ちあふれた僕

初期研修が終わり、僕は自分で消化器外科の研修先を探し、3年目で大学に戻らず函館五稜郭病院に後期研修医として働くことにしました。外科学会のホームページに載っている認定施設をしらみつぶしに検索し、手術件数や外科医の数、地理などをみてここで働くことに決めました。ほんと、自由選択肢があるいい時代ですね。

初期研修が終わる頃には根拠のない自信に満ち溢れ、きちんとした医者としてやってやるぞ！ という前のめりな状態になっている人が少なからずいると思います。少なくとも…自分はそうでした。

ですが、そんなうまくいくほど医療は甘くありません。**一生懸命勉強しても、発表などを頑張っても、手技の実力はまだまだ不十分**です。初期研修後に限らず、働く施設が変わるだけでパフォーマンスは落ちます。そのため、**若手の鬱ポイントは初期研修一年目に続き、ここで訪れます**。ここをうまく乗り切ることが今後のために重要です。

3年目の僕は、160件以上の執刀を経験させてもらいました。その中

で多かった手術の一つは、鼠径ヘルニアの手術です。これが難しいんです（涙）。本当にうまくいくときは両側で1時間かからないのに、うまくいかないと倍以上の時間がかかります。そしてその頃の自分はうまくいっていない理由がきちんと理解できていませんでした。そのため、リカバリーショットも自分で打てず、指導医に助けてもらってばかりでした。

手術が終わった後に、指導医からアドバイスやコメントをよくいただいていました。

「あそこの解剖がわかっていなかったから苦労したな」と言われては、「教科書ではこうでした」とか、「あのときの術野展開の仕方がうまくできていないよ」と言われては「こうやったんですけど今日の人はうまくいきませんでした」とか、お酒を飲みながら手術の反省会をしていました。

そこでさらっと言われたのが

「お前って、意外と言い訳多いやつだよな」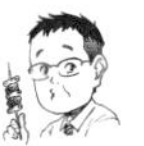

…

…

ガーン！

ガーン！！！

よもやよもやだ…

穴があったら入りたい…

感傷に浸りすいません。この出来事をきっかけに自分は、**どうやったら上司が「こいつに指導しよう」と思えるような部下になれるか**を考えるようになりました。

☯ 日本語のマジック

上司からのアドバイスに対する**以下の２つの返答を音読**してみてください。

「いや、ほんとそこを気を付けようと思って教科書とオペの動画を見て何度も勉強したのですが…うまくいかなくて悔しいので次は頑張ります」

「なるほど…。うまくいきませんでした、悔しいです。そこをほんと教科書やオペの動画を見て何度も勉強したのですが…次は頑張ります」

１つ目の返答はまさに、言い訳の多いやつだなと言われた頃に僕がよくしていた返事の類です。２つ目は、１つ目の文章の前半と後半の内容をほぼ入れ替えただけの文章です。

日本語はおもしろいです。**言っていることのコンセプトは変わらなくても、ちょっとした違いで相手への伝わり方は大きく変わります**。

見ての通り、１つ目の返答は言い訳がましいです。

ポイントは２つ、

①一言目が否定的

②結論が後回し

です。

①一言目が否定的

何かを言われた時に、口癖で「いや」から返答を始める人は意外と多いはずです。本人はそれを否定の意味で使っていなくても、多くの指導医は相手が否定的な姿勢で来たと感じて構えてしまいます。**無意識から放たれた一言目の怖さ**です。**もったいないことに、優秀な人ほど「いや」が一言目に多い**印象があります。

対策は簡単です、**一言目を決め台詞にする**だけです。**「なるほど」**は非常に便利な一言目です。相手の言うことを肯定も否定もしていないのに肯定している感じを相手に与え、「ふーん」よりも丁寧で、オススメです。「**一言目の魔力**」を意識するようにしてください。

②結論が後回し

これは指導医に対してだけではなく、**うまくいっていないことに対しては、まず「うまくいかなかった」とはっきり言ったほうがいい**です。誠意を見せずそのような理屈をこねても言い訳がましく聞こえますし、誠実さが足りないという印象を相手に与えてしまいます。

まず相手のアドバイスに対して、「そうです、うまくいってないんです」と認めたうえで自分が思うところを述べれば、それに対する意見を追加で言ってあげようと相手も思ってくれます。**褒められ上手の話をしました**（p14）**が、指導され上手も目指したい**ですね。

論文執筆も同じこと

ここでおまけですが、**言葉の順番が違うだけで随分と印象が変わるということは、論文の推敲中にも痛感**します。僕は論文を推敲する際、特に考察に関しては何度も文章の順番を入れ替える作業をします。相手にいい印象を与え、自分と相手の持つイメージのギャップを小さくするためにも、言葉の順番はよく考えるべきです（でも難しい）。

僕は当時の上司が言ってくれた言葉に本当に感謝しています。普通ならば「言い訳の多いやつ」だなんて言ってくれません。そう思った段階で知らないふりをして、もう指導しないということもできたと思います。中嶋 潤先生、本当にありがとうございました。読者の皆さんは、初めから指導しがいのある後輩でいましょう。ただし、ただのイエスマンになってしまうと考え方が深まらないので、上手な話し合いができることを意識しましょう！

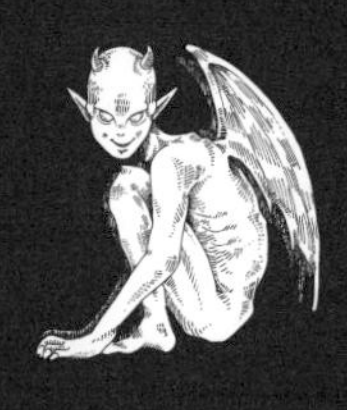

相手の意見に対する返答は、
一言目の魔力を操ることで好印象にできる
「なるほど」がオススメ

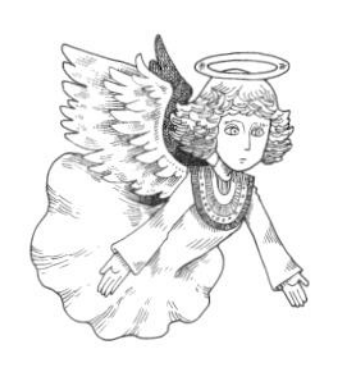

結論をまず述べる
特にうまくいっていない場合は
それを認めてから自分の考えを言わないと
言い訳がましく不誠実に見えるため要注意！

モノマネを極める

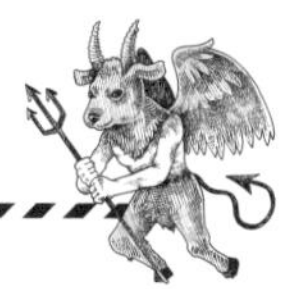

第二章は漫談から始まり、今度はモノマネとか雲行きが怪しい…と思われるかもしれませんが、実は**モノマネは、特に外科系では重要な要素**です。

手技の難しいところに、絶対的な正解はありません。特に手術などは上手な先生方もやり方が十人十色です。何度も丁寧に教えてもらえると自分のやり方を徐々に直すことができますが、実際にそこまで丁寧な指導を十分に受けられるかというと…ええ（笑）。

そこで便利なのが、**見本とする指導医の手技のモノマネをする**ことです。これにより相対的な正解を求めることができます。これ自体はすでに心掛けて実践している方もいると思います。しかし、どこまでモノマネできているでしょうか？

同じ道具を同じように使えば同じようになる。これは**再現性**ってやつです。モノマネの質を良くするためには、

①見本の特徴やクセをマクロ・ミクロで捉える（インプット）

②見本の再現をする（アウトプット）

③自分の姿を見直す

の3要素を意識して**再現性を高める**必要があります。

☯ 感動するレベルになれば上等

いきなり脱線しますが、テレビでモノマネをしている人たちは凄いですよね。個人的に別格だと思うのはコージー冨田さん、原口あきまささ

ん、ミラクルひかるさんのお三方です。このクラスになると「似ている」以上に「おもしろい」ですよね。

これはモノマネを、似せることにとどまらず、相手の言い方や振舞い方のなかで、特に人の印象に残る部分を少しだけ強調し、かつ全体のバランスを崩さずに表現できるからあそこまでおもしろく、何ならちょっと感動しちゃうんだろうなぁと思っています。このモノマネの手法って、医療の分野でも非常に役に立つんです。…話を戻しましょう。

☯ ①見本の特徴やクセをマクロ・ミクロで捉える（インプット）

実はこれがモノマネをするうえで**圧倒的に重要、かつ難しい**部分です。

皆さんは、**見本としている人の手技をどれくらい言葉で表現できますか？**

恐らく、**手術でいえば助手の位置から見えること、天井カメラから見えること、具体的には腕の動かし方や器械の動かし方は表現できますが、それだけでは不十分**です。これはある種、小さなマクロ所見と言えます。

大きなマクロ所見として挙げられるのは、**外から見た見本の姿**です。立ち位置、体の入れ方（角度）、足の重心のかけ方などがこれにあたります。体は全体で連動しているので、腕から先だけを見ても見本の再現はできません。ここがピットフォールです。この**マクロ所見は、やる気満々で近くで見ていると気付けないので、時には 3 歩くらい引いて見本を眺めることが大事**なのです。

小さいマクロ・大きいマクロ所見を挙げました。最後はミクロ所見です。これはどちらかというと、細か過ぎて通じないモノマネ的な要素になります。**一般的な実力を身に付けるために必要なインプットがマクロ所見**で、**そこから****ブレイクスルーするために必要なのがミクロ所見**と考えてください。

手術を例に挙げましょう。実は、**多くの術者は大事な場面で呼吸法が変わります**。漫画の話とかじゃなく、本当に変わります。**針を抜くときに呼気で針を抜くか吸気で針を抜くかも法則性**があります（日本人は屈筋優位なためか、呼気で抜くことが多い印象）。また、**縫合時に針のコントロールをするために針先を意識して運針する先生と、半円状の針全体の真ん中のアーチ部分を意識して運針する先生にも分かれます**。その他にも、鑷子を持つ際、主に人差し指で支えるか中指で支えるか、その接地面積を広くとるか狭くとるか…持針器のラチェットをどこまで噛んでおくか、そのリリースポイントは、針を持ち変える場所と持ち変え方のパターンは…など**キリがありません**。

この**ミクロ所見は**、特に術者にとっては過去の苦い思い出や明確な理論に基づいて作られた**隠し味的なルーチン**であることが多いです。その所作はもしかして?!と思ったら、ぜひ術者に聞いてみるといいでしょう。違ったとしてもいつも以上に饒舌に教えてくれますし、当てられると結構指導医も喜びます。

それにしても、こういうところは隠し味じゃなく、皆さんどんどんオープンにしてほしいですよね…（大きな声では言えませんが）。ぜひマクロ・ミクロ所見を分けて捉え、しっかりとインプットしてください。

☯ ②見本の再現をする（アウトプット）

インプットさえしっかりしていればあまりアウトプットは難しくありません。しっかりと繰り返すだけだと思いますが、少しだけ気を付けるべきポイントがあります。

ついつい、追い込まれると変な癖が出ます。野球の素振りとかに似ているのかもしれませんが、基礎がなっていない状態で実践を繰り返してしまうと、悪い癖の上塗りになるので好ましくありません。なので、僕は吻合時に「○○先生式！」なんて言いながら自分で**モノマネ相手のイメージが抜けないよう、口に出しながら手術**をしています。何なら声色や言い方もモノマネしながら…（笑）。

口に出して言うと、助手からも「それ違わない？」とか指摘をもらえますし、イメージを抜かないためにもオススメです。

術中、特に大事な操作は抜いた針先のコントロールです。同一視野で、針先を決められた角度で出して滑らかに反対の手でサポートして次の動作にそのまま入ることが重要です。心臓外科なら心房を縫うときなどがわかりやすいかと思います。消化器外科では消化管の手縫いでしょうか。**うまいドクターたちは、フォア→バック→フォアが実にスムーズで、再現性の高い手技を行う**ので、小さい針や、視野の深いところ、長時間手術などでも再現性が保たれるよう、意識して手技を行う必要があります。うまいドクターは針の微妙な部分を微妙な力加減で滑らせたりしてやっているので、モノマネする前のインプットが十分できていないと再現が難しいです。

☯ ③自分の姿を見直す

これは重要なところであるにもかかわらず、多くの人が十分にできていないと思います。

皆さんは、自分の手術ビデオや手技のビデオ（内科でもカテやカメラの動画）をどれくらい見直していますか？ 恐らく、平均的には1〜2回でしょうか。

運動部経験者だとわかりやすいかもしれません。試合の前に、自分や相手の試合ビデオをどれくらい見たでしょうか？ 結構見ませんでしたか？ 部活のときの感覚で言うと、**自分の手術やうまい人の手術の確認は不十分な人がほとんど**だと思います。仕事は手術だけではないのである程度は仕方ないのでは、と思っていますが…（言い訳？）。

ここで、学術のためにもなる**オススメの手術復習法**を教えましょう。それは、**手術画像、動画の編集**です。

科内のメンバーや他科、他職種、学会の聴衆に対し、静止画で手術のエッセンスを伝えることは、実は難しいです。手術の要所を 10 枚足らずの写真で伝えるためには、手術の要所をよく見て、何度も巻き戻してベストショットを探す必要があります。できれば縫っているところを写したいが手や頭が邪魔でないか、全体が映っていることに重きを置くか、注目している部分がよく見えているところを選択するか、などポイントはたくさんあります。繰り返し動画を見ながら静止画に落とし込む作業をし、同時に手術の手技のポイントを確認する癖をつけると、手術の要所を 10 回以上は見直すことになります。

そして動画の編集作業をしながら、悲しいことに気がつきます。そう、**うまい術者の動画編集は非常に簡単**です。自分が苦労した手術動画を編集していると、「悩んでいるんじゃないよ、さっさとやれ」「縫い直しているけど同じとこ縫ってるよ」「針に遊ばれるな」「ちーがーうーだーろー！！」などと発狂しながら動画を編集することになります。でも声に出しながら手術動画を振り返るのも、自分の改善点が見えやすくなると思いながら僕はやっています。こうやって自分の姿をあとから客観的に見て、理想（見本）との違いをフィードバックして手技の再現性を高めることが重要です。

術野カメラを用いた勉強法を述べましたが、たまにでいいから外から見た自分の姿も撮ってもらい、確認するといいです。**うまい先生は姿勢がよく、初心者は姿勢が悪い**です。姿勢（マクロ所見）まで見本と似せられているかチェックすることが上達のコツです。姿勢を良くするのにオススメのアイテムは、3.5倍以上の倍率の拡大鏡です。焦点が合う範囲が非常に狭く、決まった姿勢で作業せざるを得ません。僕は5.0、3.5、2.8倍の拡大鏡で使い分けをしています。若い人は2倍台の拡大鏡を持っていることが多いと思いますが、3.5倍以上を持ちましょう！

モノマネには内視鏡

おまけ的な話ですが、実は**モノマネに一番いい手術は内視鏡手術**です。これはカメラによる**同一視野で手術が行われるため、見本映像のクオリティは直視下手術の比ではありません**。同じ画面の中で鉗子を同じ角度に同じように扱えると、初心者でもある程度うまく手術ができるようになります。心臓外科の人は、内視鏡手術を重要視していない人が結構いますが、今後の低侵襲手術やロボット手術とは無理に関連付けなくても、内視鏡手術は手術や手技のモノマネ法を取得するのにとてもいい術式です。**内科系志望の方も含め、外科研修の際には内視鏡手術を重要視**したほうがいいです（腹腔鏡下胆嚢摘出や虫垂切除も重要！）。

最後に一言

よく聞くようなセリフですが、**基本（型）がある人がそれを破ると型破り、そうでない人が同じことをしても形無し**です。お互いきちんとした型を追求したいですね。うまい外科医になりましょう！

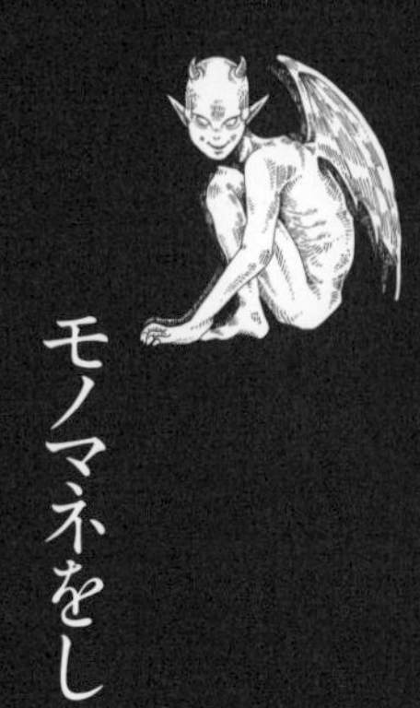

モノマネをして再現性を高めることが正解（成長）への近道
うまい人のモノマネを極めて「型」を身に付けろ
―いつか型破りになるために！―

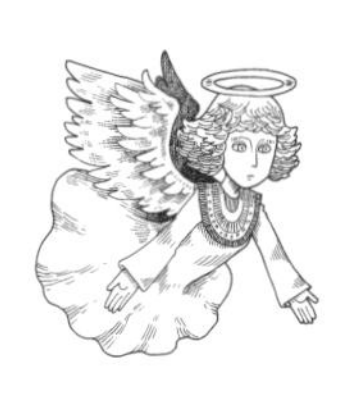

モノマネで一番大事なことは見本のインプット
基本技術の習得のためにはマクロ所見、
ブレイクスルーのための応用技術取得のためにはミクロ所見！

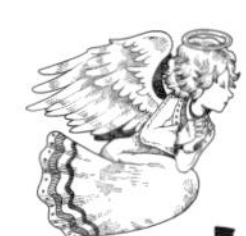

トラの威を借りよう

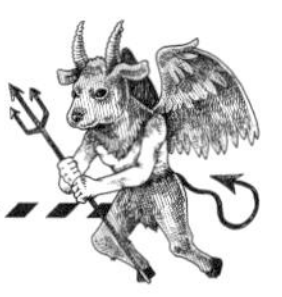

学年が上がってくると、徐々にわかること、出来ることが増えてきます。ですが、周りがその成長をすべて認めてくれるとは限りません。**人は若手に対し、学年に見合ったことをそつなく無難にこなしてほしいと期待**します。平均から大きく下回ることはもちろんダメですが、**平均より下回っていなくても、大きく外れたことをする際は注意が必要**です。ここは**ノンテクニカルスキル**に関する問題で、僕に関して反省点の多い部分です。

正しいのか正しくないのか

ここで小話…。

「人工呼吸器が装着されている重症患者さんが動き回って困っている、鎮静を深くしてほしい」と夜間にコールがあり、3年目のドクターKはICUに行きました。呼吸器設定はSIMVというよく見るモードでした。KはCMVというモードに変更しました。すると部署責任者は「こんなモードで管理しているのは見たことない、強制換気は良くないと思います」と意見を述べました。Kは自分が変更した設定（CMV）を元に戻しませんでしたが、患者の状態は落ち着きました。翌朝、主治医である20年目ドクターFが来て、Kの行ったことに対し「いいんじゃないの？」と一言いい、周囲も「そうなのか」と納得しました。

このエピソードには

①そもそもKに求められていることは鎮静を深くすること

②その部署では行われたことがない治療方法を、3年目の医師が夜間に行っていること

という大きく2つの問題点があります。

なにはさておきホウレンソウ

詳細は省きますが、この症例は呼吸器設定の変更で状態改善が望める症例でした。ですが、鎮静を深めることでも状態の改善は得られたと思います。**相手が求めていることと自分が思っていることにギャップがある場合は、そのギャップを埋める努力が必要**です。そもそも**相手の考えが大きく間違ってはいないのであれば、わざわざ違う方針にするメリットもそれほどない**ということです。

そしてもっと問題なのは、そのような指示を卒後3年目の医師が出していることです。

翌朝来た上級医の「いいんじゃない？」の一言で周囲は納得したのでいいですが、**余程の緊急性がない場合は些細なことでも上司に確認をすればいいですし、新しいことをするのであればなおさら上司の許可をもらう必要**があります。管理もやはりモノマネで、多くの場合、周りが安心感を持って付いて来られる平均的な管理をまずは行ったほうがいいです。**医学的に正しくても、周りが付いて来ない、来られないと、医療的には正しくなくなってしまう**ので注意が必要です。

ドクターKはこのあといろいろ考えることがあり、その後の作戦を変更しました。

数ヵ月後、ICUでNPPVというゴッツイマスクをつけて呼吸管理を行っている心不全患者について、「不穏で状態も悪いので、人工呼吸器に切り替えてほしい」とコールがあり、ドクターKはICUに行きました。マスクがきちんと着けられていれば状態は良いため、デクスメデト

ミジンという鎮静薬の指示を出しました。ですが、まだ当時発売から1年しか経っていない薬剤使用に関し、部署責任者から「危険ではないか?」という意見が出ました。すぐにKは麻酔科部長の元に行き事情を説明して、麻酔科部長からICUに対し、出た指示は安全で有効と考えられると説明してもらい、事なきを得ました。

前回の反省がある程度活かされ、スムーズに治療が行われた一例ですね。

判断が正しいということは当然大事ですが、**このくらいのことはこのクラスの先生を担がないと周りも心配だろうという感覚を持つことも重要**です。本来の意味と少しずれている気もしますが、**虎の威を借る狐くらいでちょうどいい**と思っています。今後出てくる研究関係の話も同様で、どのような人に矢面に立ってもらうかということは、信頼を得る点で非常に重要です。

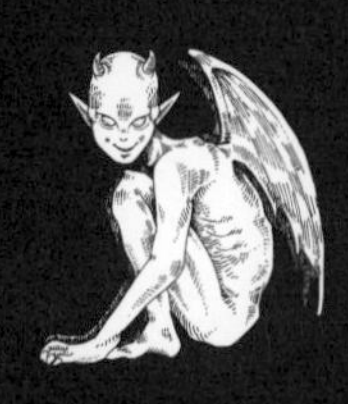

自分の指示（行動）は、
自身の学年や立場に見合ったものかを考える
必要ならば、相応の虎の威を借りてこい

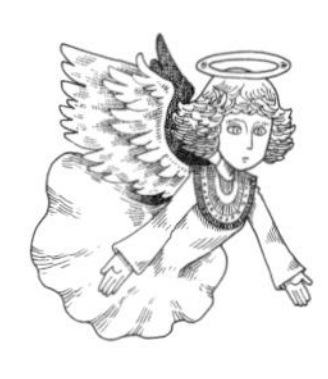

相手が求めることと自分が思うことのギャップを意識したうえで、
柔軟に対応することが重要

後輩を育て自分も育つ

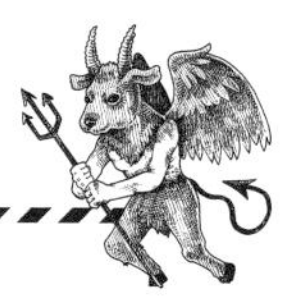

よく聞くような内容ですが、これはかなり難しく、重要なことです。

予習に全振り！ なんて冒頭で述べましたが、後期研修医くらいになるとそうもいかなくなり、**コモンなことを中心に復習が必要**になります。**復習の方法として一番効率がいいのは、後輩の先生や他職種に指導をすること**です。

自身の知識をすべてさらけ出して後輩を指導しよう

指導方法や日時、場所はどこでもよく、救急外来や病棟でも、医局でも飲み屋でもいいと思います（記憶がなくなるかもしれませんが）。何かしらのテーマに対して**後輩がわかっていること、わからないこと、聞きたいことなどを一通り知ることが大事**で、それに対して自分の持っている知識や考えを伝えます。その際**大事なのは、出し惜しみをしないこと**です。しゃべりながら自分の中で曖昧な部分があぶり出されることが多いので、いいとこ取りの話ではなく、反省エピソードや間違って覚えていたことなども含めて伝えるようにしましょう。**能ある鷹は爪を隠す的な考えはあまりよくない**と僕は思っています。調べたほうがいいなと思ったことに関しては数日以内の締め切りを決め、お互いに調べて後でまた意見を出し合うか、メールでやりとりして理解を深めます。

資料などを作ってもいいですし、作らなくてもいいです。後輩との勉強は案外効率のいい勉強法になるので、長続きする形を考えましょう。人数が集まれば抄読会のようなことをやってもいいと思います。弁当などを用意してあげると地味に定期イベント感が強くなります。人の金で食う飯はうまいってやつです（笑）。

後輩に自分が勝てなくなる日が来る？ それって指導の醍醐味！

ここで特に注意しないといけないのは、**あくまで相手が主役であり、相手が何を求めているのかを優先すべき**ということです。後輩が積極的に参加するようになるとディスカッションが深まるだけでなく、テンポのいい学習ができます。ついつい自分のやり方に後輩たちを当てはめたくなりますが、自分が相手の希望するやり方に合わせてあげられているのか常に意識することで、指導する相手が変わってもより実りある指導体制になります。

…というのも、最近、徳田安春先生の『医療者のための成功するメンタリングガイド』（医学書院）を読み、いろいろと反省して後輩への指導法、かかわり方を僕も変えている最中です。この本は指導する側、される側どちらにとっても重要なことが書かれているので勉強になります。

優秀な人に多い気がするのですが、「自分はまだ指導できるレベルじゃない」的な考え方を持つ方が結構多いです。ああ、もったいない！

後進の指導と自分の成長はセットです。極端な話、邪魔をしたって後輩は成長するものです。だからこそお互いのためになる指導をして、助け合いができる関係を築くことが大事です。後輩に自分が勝てなくなる日も来るかもしれませんが、それは患者さんにとって良いことと思って、若いうちから後輩の指導を積極的にすることをオススメします！

実は、この後輩の指導、特に学会発表や論文執筆などの指導は自分のレベルアップにもつながります。ただ、後期研修医でそこまでやるのは一般的ではないと思うので、それに関しては後述します。

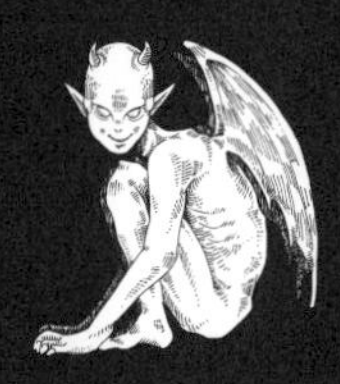

指導は後輩のため、そして自身の知識の確認・復習と思え
出し惜しみをしてはいけない

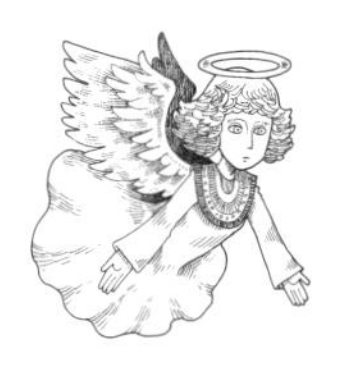

「自分がどう指導したいか」より、
「相手がどのように指導されたいか」を優先しよう

学会で質問をしてみる

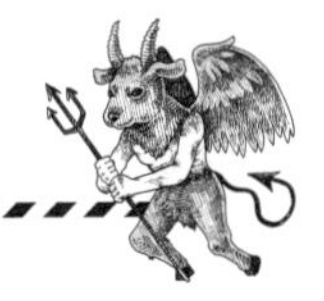

最近の学会って、雰囲気がいいですよね（笑）！ この数年でもかなり雰囲気が変わったなぁと思います…特に外科は 。以前より質問しやすい雰囲気だと感じています。

学会で質問をしよう！ と声高に言うこと自体、空気を読んでいない感はあるのですが、あまりにも悪目立ちしないためにも、まずは第１章の「いろいろな学会へ行ってみる」(p35) でも述べたように、**学会に積極的に参加してどんな空気感かを知る**必要があります。何回か学会に参加したら、質疑応答も注意して聞いてみてください。不思議なことに、最初は何を言っているのかわかりません 。

振り返る、振り返る、何度でも振り返る

学会（特に全国学会）に行くと、自分の予備知識のなさにびっくりします。なのでまずは、**発表内容をもう一度振り返ってわからないところは調べ、質疑応答でどのようなポイントが話し合われたのかを振り返り**ましょう。この作業も、僕は一緒に学会に行っていた上の先生としていましたが、**今は多くの学会がアーカイブ配信で繰り返し見られますから、すごく楽**にできるようになりましたね。

このような作業を繰り返していると、質問のパターンがみえてきます。発表者の施設の歴史的変遷に対する質問や、施設ポリシーの違いに関する意見、なかには inclusion criteria（患者選択）に関する確認などもあります。これは、発表内容が質問者の想定している患者さんに適応でき

るかを意識した質問です。そのような質問のなかで**「あー、確かに！」と思わされるようないい質問がわかるようになってきます**。その質問とそれに対する答えが、**論文を書く際に必要となる“アイディア新規性”のポイントであることが多い**です。いい質問がわかるようになると、いい質問ができるようになります。その力をつけることこそが、“アイディア新規性”を見抜く力をつけることにつながります。

質問する、質問する、何度でも質問する

とはいえ、いきなりいい質問はできません。発表に関する論文を数編予習し、**考察（discussion）内でよく書かれていることや、論文によって意見が分かれる部分に関して質問するのがまずは無難**です。たいていの場合は、質問しようとしたことは発表の中で演者に言われてしまいますが、質問しようとしたことが演者の考察に入っていることも成長の証だと思います。**質問も慣れと度胸が必要**なので、ぜひ質問する癖をつけましょう。現地開催ではないweb学会やハイブリッドの学会では、チャットなどメッセージを送るタイプの質問は結構答えてもらえることも多く、なんか嬉しくなりますよ（笑）。

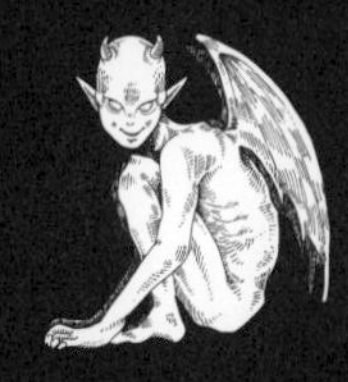

まずは無難な質問でいい。質問する癖をつけることが大事
学会で他の人がしている質疑応答を復習してみるのも◎

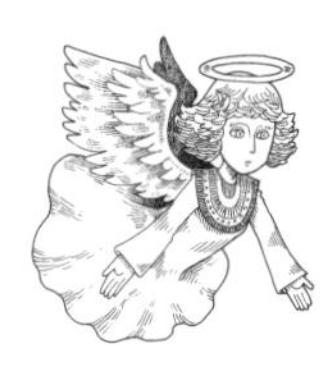

いい質問は論文を書く際に重要なポイントとなる
〝アイディア新規性〟にかかわることが多い
いい質問を見分けられるようになろう！

小さな学会発表を繰り返す

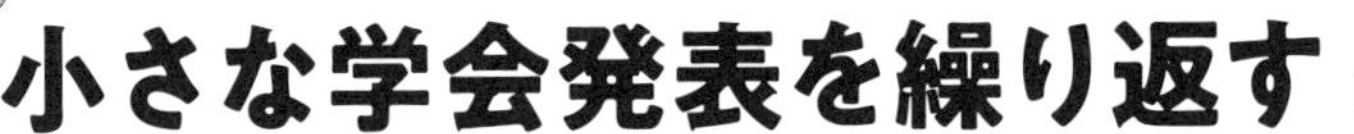

学会発表に慣れないうちはどうしても上級医のやり方を真似ることが多く、「発表をしてみよう（準備）」（p39）で述べましたが、**発表が得意な上司に指導してもらいじっくり発表する作業を繰り返す**必要があります。そして**次のステップに進むために必要なのは、やはり慣れ**です。

僕が一番よく発表していたときは、小さい会を含め年間20演題前後発表していました。周囲にいる、よく発表する人やよく論文を書く人はだいたい年20前後発表しており、シンポジウムなどでよく発表するような先生は、年50演題以上発表している人もいます。鉄人ですね…。

発表をパターン化 ～スライド作成のポイント～

発表件数が多ければ偉いと言うつもりはありませんが、**たくさん発表できるコツやクセを身に付けることはやっぱり大事**です。たくさん発表することは、**上手に発表をパターン化**できていないとできないことだからです。

学会発表に関する良書はたくさんあります。僕にとっては佐藤雅昭先生の『流れがわかる学会発表・論文作成 HowTo』（メディカルレビュー社）が一番参考になりましたが、見坂恒明先生の『オールインワン経験症例を学会・論文発表する Tips』（金芳堂）や國松淳和先生の『はじめての学会発表 症例報告』（中山書店）など、皆さんにも読んでもらいたい本はたくさんあります。

でも実は、**これらの本ってある程度発表に慣れてきた（つもりの）段階で**

読んだほうが感動が大きく、吸収できることも多くなります。なので、指導医に指導してもらいながら5〜10回くらい発表を経験して、それから読むのがオススメです。

ここで少しだけ、僕が症例報告のスライドを作成するときや後輩に指導するときに気を付けているポイントを紹介します。

①記載する共同演者は厳選する

「オーサーシップ」なんて言葉がありまして、同じ科のメンバーをすべて書き連ねてはいけない！ と書いている本もあります。正しいとは思いますが、日本人的には悩むところですよね。

僕はどちらかというと、聞き手や読み手にとって、発表者たちが**どういうメンバーでどういう仕事をしているかイメージがわきやすいように、共同演者名は厳選**していることが多いです。他の人の発表を聞くときに、症例報告で10人前後の演者名が出てくると、僕としてはリスクを感じます。「おもしろくない発表かも」と（笑）。

②白地に黒文字がベース

この常識は今後変わっていくとも思っていますが、医学の学会発表に関する本の多くで今はこの方法を勧めています。スライドのデザインなどに相手の注意を引いてしまっては、内容をよく見てもらえないという考え方です。確かにその通りだなと思ったり、でも少し寂しいなと思ったり…。ですが、**発表の方法をよく勉強していい演題を出す人ほど、白地に黒文字ルールをベースにスライドを作っていることが多く、**僕も今はそのようにしています。

③フォントサイズは大きく28pt、 行間は1.5、文字は6~7行まで、 点やマルは半角

これらも本などでよく書いてあることです。もし以前の発表スライドがあってこのルールが守られていなかったら、ぜひこのルールに従って

作成し直してみてください。見やすさに気付きます。

④タイトルに要注意

これはタイトルスライドのタイトルも当然重要ですが、それ以上に2枚目以降のスライドのタイトルが重要です。初期設定でタイトルのフォントサイズは44になっていますが、特別そこだけ目立たせる理由がないことが多いため、僕はその他の文字と同じ28ptにします。また、やりがちな**「採血結果」「腹部造影CT」などのタイトルはつけません**。症例報告では発表が4〜6分であることが多く、時間とスライドスペースの有効活用が求められます。なので、**採血や画像スライドで何か言うのであれば**「○○の異常値は見られなかった」や「○○に△△の所見が見られた」など、**結果で見てほしい部分をタイトルスライドに載せて聴衆を誘導**します。「考察」「まとめ」などはさすがにタイトルとして載せることが多いですが、場合によってはそこもタイトルを載せずに内容を充実させます。

⑤アニメーションはあまり使わない

これには二つ理由がありまして、よほど有効なアニメーションならいいと思いますが、そうでない場合、スライド内容は全部出しておいたほうが聴衆にスライドをよく吟味してもらえるからです。スライドを戻す時、アニメーションが入っていると手間取ることがあり、基本的にアニメーションは使用しません。どうしてもアニメーションのようにしたい場合は、スライドを複製して、アニメーションのように**一枚送るごとに微妙に内容を変化させるパラパラ漫画のような手法がオススメ**です。これはCTの画像を出すときにも応用できて、スライドに挿入するコメントの位置やタイミングを自在に操れるほか、直感的に方向キーで上下を行ったり戻ったりしながら説明することもできます。

⑥考察は新規性と“アイディア新規性”に絞る

発表の残っている時間次第ですが、考察ではあまり疫学的なことは述べません。よほど珍しい症例では述べることもありますが、考察というよりはイントロダクション的なスライドを最初に一枚作ります。ですが基本、考察内容は**新規性と“アイディア新規性”**の2点に絞ります。新規性は、実はかなり見つけるのが難しいので少し工夫が必要なことが多いです。僕は外科なので、**疾患特有の診断や治療の難しさ、従来の術式特有の弱点みたいなものを「なんちゃって新規性」**として述べます。そして**それに対して自分たちがうまく対応した“アイディア新規性”**を述べます。これは発表後の質疑応答で、ディスカッションポイントを絞ってその2点に誘導したい、という意図からそうしています。**ここの議論が深まれば、論文の discussion の肝も完成**します。ちなみに参考文献は特別な理由がない限り出しません。スライドのデザイン的な問題と、短い時間で聴衆は参考文献まで見られないからです。後から見直せるアーカイブ配信がある場合なら加えてもいいかもしれませんが。

⑦まとめ（結語）はしっかりと

最後のスライドしか見ていない人にも take home message が伝わるよう、最後のスライドはしっかり作りますし、しっかり読みます。「結語は以上です、ありがとうございました」と発表を終える人が意外と多いですが、もったいないです。

思いやりと技術

これくらいのことを意識して毎回似たようなパターンで発表作成することで、効率も上がり、自分の発表の反省点も見えやすくなります。発表のたびに振り返り、スライド作成法をマイナーチェンジしていくことで発表の仕方は洗練されていきます。

デザイン自体はシンプルが一番ですが、そのなかでも小技が生きるときがあります。『一生使える 見やすい資料のデザイン入門』(森重湧太/インプレス)などのスライドデザインに関する本も大変参考になります。昔、「相手が見やすいスライドを作るんだ、それが思いやりだ」と、よく教えられましたが、今なら自信を持って言えます。それは思いやりではなく技術です(笑)!

☯ ポスター発表に愛情をそそぎましょう

おまけです。**発表・スライドの一貫性や簡潔さを鍛えるのに最もいいのは、ポスター作成・発表**です。**ポスター作成は、完成度に実力の差が現れやすい**です。『学生・研究者のための伝わる! 学会ポスターのデザイン術』(宮野公樹/化学同人)は絶対オススメな本の一つです。同じポスターのいい例、悪い例を並べて、改善点を示してくれる本で、発表慣れしたと思い始めていた頃の自分のポスターが悪い例そのもので、思わず笑ってしまった本です。悪い例そのものだったので、いい例に作り変えるのも簡単でした。ポスターこそ、愛情をもってデザインすることで自分の実力upにつながります。ぜひ試行錯誤していいポスターを作りましょう。

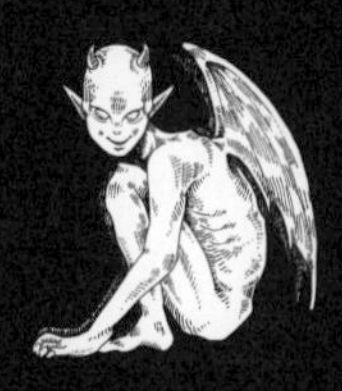

美しいポスターが作れなければいいスライドも作れない
スライド継ぎはぎのポスターはout of the question!

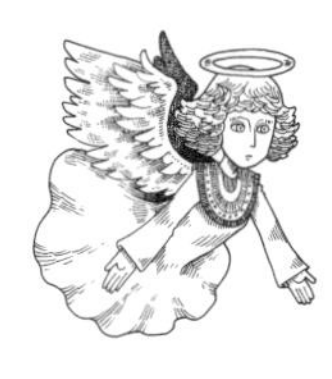

発表のうまい人のコツとクセを、
マネて咀嚼してパターン化しよう！

Column

研修医に言い訳をさせてはいけない

勝田病院 消化器外科部長
中嶋 潤

懐かしい気持ちで原稿を拝読しました。お酒が入っていたとはいえ、指導医としてはNGな一言でしたね。小渡先生、あらためてごめんなさい。

「反面教師」という言葉がありますが、指導医も研修医を反面教師として自身の指導を見直さなければなりませんね。指導医も指導の研修中だということ。研修医のやる気度を上げ、かつ自身の指導能力も向上させる、お互いがウィンウィンになることが理想です。しかし、二者の間に患者さんという第三者が介在するとそう上手くはいきません。

患者さんが求めるところは、当然、自分の病気が良くなること。指導医は多かれ少なかれ、その結果に責任を持たなければなりません。指導する側になった小渡先生ならおわかりだと思いますが、指導医が自分の患者さんを研修医に手術させる、これってけっこうストレスですよね。もちろん、患者さんに対して責任を感じない指導医は論外ですが。

あらためて申し上げますが、小渡先生は優秀な研修医でしたよ。執刀の前に十分に予習をされていましたし、自分が執刀した患者さんの術後ケアもきちんとされていたと記憶しています。なかには、手術をしたがるくせに何も予習してこない、手術操作が乱暴、術後まったくフォローしない、という研修医もいるわけで、こちらも内心ヒヤヒヤしながら見守っているのです。

「研修医に言い訳をさせてはいけない」。研修医の言い訳は、大抵が指導医に対して行われます。医療は患者さんという第三者に行う行為ですから、治療が上手くいかなければ、指導医は研修医に「何が、どう上手くいかなかったのか？」を内省させ、「どうしたら患者さんが良くなるのか？」に転換させる、ベクトルを指導医ではなく患者さんに向かわせるように指導することが重要だと思うのです。「言い訳」だけでは、その後の成長につながりませんから。

もし、タイムリープして焼鳥屋でのあの場面に戻れるなら、「お前って、意外と言い訳多いやつだよな」ではなく、こう返したい。「いや、意外とうまく出来ていたよ、出来なかったところは次回の課題だな！」あれ！？「いや」が入ってる…。

ここぞというところで
時間・お金・手間を惜しまない

論文が自分で書けると
医師人生は大きく変わる

一言目の魔力

誰も若手に最前線での
ファインプレーを
期待していない

相手のベストパフォーマンスを引き出す

特に大事なのは
コツコツ行う学習

自分の立ち位置の
正しい理解と適切な選択は、
メンタルヘルス上も重要

第3章

専門研修医編

「んなアホなこと言うたらあかん」と言われるくらいがちょうどいい?!

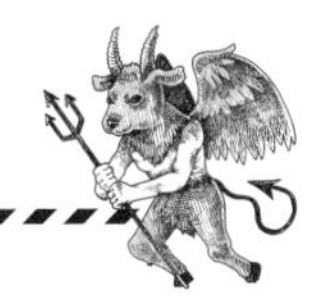

唐突ですが、若い方々には**卒後 5~7 年目くらいで国内留学することをオススメ**します。

慣れだれ崩れ＝去れ

と素晴らしくも厳しい信念を貫く劇団もあります（上記は劇団四季の訓戒です）が、やはり同じ施設や施設群にいると、良くも悪くも慣れてきます。**同じ環境で多くのチャンスを与えられ、よく面倒を見てもらえる人はごく一部**です。外の空気に触れ、揉まれ、自分の組織に新しい風を吹かせることが、自分のためにも母体組織のためにもなります。

☯ 国内留学中の出来事

僕は5年目に、大阪母子医療センターに小児心臓外科の研修医として国内留学しました。4年の予定だったところ、本学の事情などがあり1年に短縮となりましたが、そこで学んだことが小児心臓外科としての礎になっています。その時代をもとにお話しします。

もともと小児心臓外科医になるつもりではなかった僕は、本学で半年間、小児の心臓手術に片手間で入っていた程度の状態でした。なのでまず、大阪の看護師さんたちが何を言っているのかわからないレベルでした。知らない方がほとんどだと思いますが、小児循環器の世界って呪文みたいな略語や隠語（?）が多過ぎるんです（笑）。

イノベーションに、アホな発言もときには役立つ

大阪に来て間もなく、フォンタン手術という手術を受ける子の担当医になりました。そもそも併存疾患が多すぎて細かい病態を理解しきれていないなかでのフォンタン手術です。下大静脈から肺動脈に人工血管をつなげるんだな！ とシンプルに考えていましたが、そんなに甘くはなく、手術もよくわからないまま終わりました。

本で勉強してもわからない部分が多いため、よくいろんな場でいろんな人に自分の意見を言ったり、教えてもらったりを繰り返していました。フォンタン手術の数日後、ICU カンファレンスでその患者さんの酸素飽和度が 90% しかないということがわかりました。フォンタン術後って酸素飽和度もっと高いんじゃないの ?! と思い

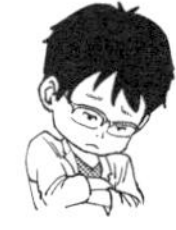

右左シャントか何かがあるのではないでしょうか？

と、要はフォンタンやり切れていないんじゃないの！ 的なことを言いました。

すると…「んなアホなこと言うたらあかん」 的なことを言われてしまいました。

…

ガーン！

ガーン！！！！

ですが後日CTで、つなげていない血管（肝静脈）が取り残されていることが判明しました。アホみたいなことが案外間違っていなかった一例です。普通は下大静脈には肝静脈が全部合流するのですが、たまに別の場所に合流する変わったやつがいるんですよね。当時はそんなパターンがあるなんて知る由もなく…

何を言いたいかというと、**アホなことと思われる発言の中にも、たまに問題を解決する大きなヒントが含まれることがある**ということです。

特に僕たち心臓外科医は、なんとなく「理路整然とあれ！」みたいな雰囲気の中で育っていきます。最近は変わってきている部分もありますが。『上司は思いつきでものをいう』（橋本 治／集英社）の中で、**“日本の会議の場は議論する場ではなく承認する場”**と書かれており、思わず僕はうなりました。心臓外科の世界も似た傾向があるのではないかと思っています。上司の顔色をうかがい、若手が無難な発言をし、その場をやり過ごす。それでは新しいアイディアやイノベーションは起こりません。

意見や質問が自由に飛び交う中で

アメリカの、ある商品開発現場の話ですが、そこでは**まずありったけのアイディアを出し、そこからさまざまな方法でアイディアをふるいにかける**作業を行うそうです（ミネソタ大学メディカルデバイスセンターの短期研修で教わりました）。**たくさん挙げられたstupid（アホ）な意見の中にいいアイディアが含まれることがある**からとのことです。

無難にカンファレンスや会議などをやり過ごしたくなりますが、**ちょっとした意見や質問をその都度出す**ことで、自分にもいいフィードバックが得られますし、**何より患者さんのため**になります。

僕がお世話になっている歴代の教授は、意見や質問に対して本気で向き合ってくれるので、話し合いの中でいろいろなアイディアが生まれました。**後輩たちが安心して意見を言ったり質問したりすることができる場を提供することも、指導医の責務**ではないかと思います。

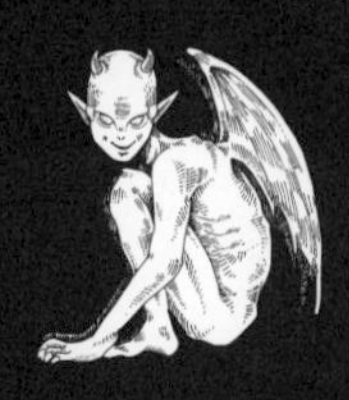

慣れだれ崩れになるな
若いうちに国内留学をして、アホな意見も出しまくって、
新風を巻き起こせ！

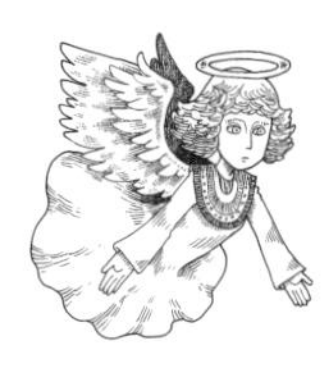

意見や質問を安心して出せる風土をつくろう
それは患者さんのためになるのだから

手技のトレーニングに「早過ぎ」ということはない（やり過ぎはある?!）

タイトルがふわっとしている通り、トレーニングということに関してなかなか僕も正解がわかりません（笑）。そのあたりについては、僕も幹部を務めている若手心臓外科の会（日本心臓血管外科学会 /U-40）がさまざまな活動を通じて報告していますので、興味ある方はホームページ（https://plaza.umin.ac.jp/～jscvs/u-40/）をご覧ください。最近は学会主体の吻合コンテストなども多数あり、練習するモチベーションを上げたり、成果を披露してフィードバックが得られたりする機会も多いです。僕はやらせてもらう手技が増えていくなかで、トレーニングが足りないと感じ、器具などを買ったり集めたりしたのが卒後5年目の時期でした。

自身に必要なものを早く手に入れる

トレーニングに関しては、**早めにモノを揃えることに尽きます**。これは直視下手術であれば、心臓外科とか他の外科とかあまり関係ないと思います。

まずは持針器

いわゆる普通の持針器であるヘガール型の持針器は、血管縫合などでよく使う 5-0 クラスを扱う物さえあればいいと思います。そのクラスよりガッチリした持針器を自分で持ってトレーニングする必要はおそらくありません。それよりも、**細かい作業によく使用されるカストロ型の持針器と、それに見合った鑷子を早くから持っていたほうがいい**です。できれば5-0、6-0クラスと、さらに細かい作業を行う7-0、8-0を扱うマイクロ持針器を買うといいでしょう。揃えるのに30万円程度しますが、早く買っても遅く買っても支出は同じと割り切りましょう…。僕はカストロ持針器を5年目に買ったので、今振り返ると遅かったなと思っています。まわりの後輩たちは、遅くても卒後2～3年目には買っています。

メーカーによって値段もクセもだいぶ違うので、先輩やメーカーに相談して自分に合った物を探しましょう。最近はドクターとメーカーとの距離感がかなり遠くなってしまっていますが、自分が使う大事な道具に関する話なので、積極的にメーカーとも話をしたほうがいいです。

次に拡大鏡（ルーペ）

これはぜひ心臓外科ではない若手の先生にも持っておいてほしいです。**圧倒的に手技のクオリティがよくなり、焦点範囲が限られているため姿勢がよくなります**。視野が狭くなるからつけないほうがいいという方もいますが、手術中に視野が狭くなることと、拡大鏡で大事な部分を拡大視することは別問題なので、若い方はぜひ買ってください。最初は2.5～2.8倍でいいと思います。メーカーによりますが20万円以下で買えることが多いです。

針糸

看護師さんなどにお願いして、こまめに手術で余ったものなどを集めるしかありませんが、7-0、8-0の糸は安価なトレーニング用のものがEBM社から販売されている（100本で5万円）ので、僕はそれをよく使用しています。

何をするかは人それぞれ

人工血管などをいろいろな形で縫うなど、一定のルールや縛りをつけてトレーニングするといいでしょう。金魚すくいのポイもAmazon（Amazon.com, Inc.）で買えます（厚さが選べる）。やや高価になりますが、クロスメディカル社の3D心臓モデルで練習したり、EBM社のYOUCANという冠動脈バイパス手術練習キットで練習できたりと、本当にいろいろあります。

トレーニングは短時間で効率的に

大事なのは、**自分が苦手な部分を意識しながら練習することだ**と思います。それを意識して練習していると、それほど練習時間をかけなくても手技の確認くらいで技術の維持ができるようになります。当科の皆川正仁教授はずば抜けた手術の技術を持っていますが、**「トレーニングは持針器と鑷子を持って、縫っているイメージをするだけでもかなりの効果がある」**と仰っています。当然自分はその域には到底及んでおらず、3-4 mmの人工血管を縫う練習や、3D心臓モデルで大動脈スイッチ手術の練習を手術前中心に行っています（1日2回を1週間など）。

先日、ウェビナーで見た日本のトップサージャンの一人である心臓外科の先生は、**「バックハンドがうまくなればテニスも手術もうまくなれる」**と仰っていて、ものすごく納得しました。人の体はバックハンドに向いていない構造だなと、金魚すくいのポイを縫っていると感じます。

ほんとトレーニングは人それぞれでいいと思うのですが、**一番大事なのは短い時間で効率的にトレーニングすること**です。

トレーニングは重要なのですが、僕らドクターは学会発表や論文執筆などの学術活動、教育など多岐にわたる仕事をこなさなくてはいけません。そのベストバランスは状況により変動するため、常に考えて仕事をする必要があります。

恐らくこの本を見ている人は、トレーニングの話よりも、学術関係がうまくいく話をもっと知りたいのではないでしょうか。若いうちの時間は貴重なので、この項で言うのもなんですが、**トレーニングに時間や労力を費やし過ぎないことが実は重要**です。

左手を意識する

ここでもおまけですが、**手術で重要になるのは実は「左手」**です。左手でいい手術視野を展開できるか、右手とのいい連動ができるかが手術のクオリティを大きく左右します。切ったり剥離したりする右手に注目しがちですが、いい方向にいい具合で組織を牽引できると右手の作業が「あとは切るだけ剥離だけ」にできます。これまで挙げたセルフトレーニングでは、意識しなければ左手のトレーニングがあまり行えないので注意が必要です。Exposure is everything！（いい視野を出すことがすべて！）

この点において、外科に向いていないのではと勘違いされがちな左利きの人はむしろ有利です。

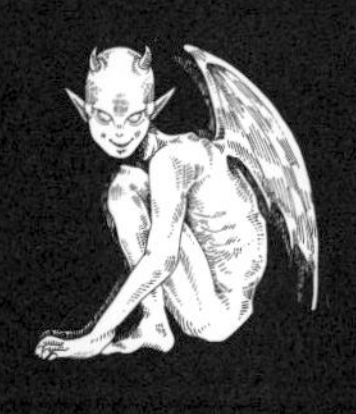

トレーニングの道具は早くに揃える

セルフトレーニングでは、

術中おろそかになりがちな「左手」に注力

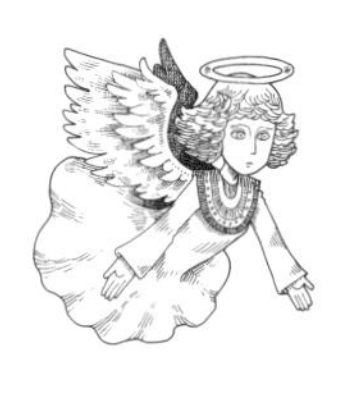

トレーニングで重要なことは、

他にすべき仕事とのバランスも考え、

短い時間で、効率的に、

自分の苦手な部分を意識して練習すること

文字を見る勉強、動画を見る勉強を使い分ける

これを意識したのは大阪時代ですが、実はその2年前、函館時代に気づかされるきっかけがありました。

胃がんを年200件執刀されていた部長は、幽門側胃切除を60分、胃全摘を90分で執刀される凄腕でした。当時、手術が早過ぎてついていけず、手術映像を復習しても追いつけなかった自分は、いわゆる手術手順に関する教科書を読んでいました。その時たまたま部長が現れて、

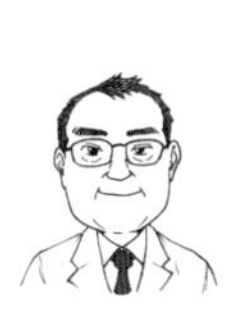

「そうだ、本を見て勉強したほうがいい。手術だけ見たってなんとなく慣れるだけだから、きちんと本を見て本質を理解しなければだめだ。僕はようやく10年ぐらい前から論文や教科書を見ただけでその手術ができるようになったが、君らはもっと早くにそれができるよう勉強しないといけない」

それから2年して僕は大阪にいたわけですが、心臓外科の手術はどうしても手順が多くなり、手術についていくのがやはり困難です。手術の後にビデオを見直していたところ、大阪の部長がたまたま現れ、

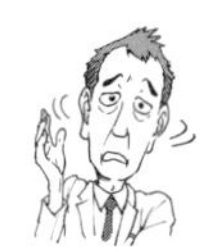

「あー、あかんわぁ。君がそのビデオを見直しても本当に見るべきことは見えへんわ。きちんと教科書や論文を見て、本質を理解してもらわんとあかんわぁ」

と言われました。そのときに函館の部長に教えてもらったことを思い出

し、復習として手術所見や教科書を見る時間を増やしました。映像を復習していると、自分のことというか、**自分の見たいところしか見えない**んですよね…。

僕を変えた同期のノート

術中の主役は術者です。術者がどのように手術を進めようとしているのか、それに対して助手はどのようにサポートできるかを考えるためには、**術者目線で書かれている教科書を理解し、それを助手としてどうすべきか考える**必要があります。

ですが…そんなすぐにうまくなることなんてできません（涙）。助手の立場として書いてある『前立ちからみた消化器外科手術』（二村雄次／医学書院）や『遮断鉗子の大「助手」論』（佐多荘司郎／アトムス）の本も参考になる部分もありますが、**自分にとって即効性があったのは同期のノート**でした。

そのノートには、そんなに細かく書く？ というくらい術者と助手の挙動について書かれていました。同じ作業に関して「A先生は、この手順ではこの糸を自分で○○鉗子で噛む、言われるまでこちらはそれを動かさない」「B先生は同じ手順で違う考えをもっていて、助手が糸を鉗子で噛んで、2時の方向にあらかじめそれを置いておくと次の作業にスムーズにいける」など、当時2人いたメインサージャンの考え方や癖、それに基づき助手がどうするかが書かれていました。

糸を持つときの持つ位置の長さや、術者の手とぶつからないためにどのような位置に手を置くか、人工血管を縫うときの左右の手の運びや糸と鑷子をチェンジするタイミングまで、よくそんな細かいところまで見て書き出したなと感心しましたし、当時はこのノートに本当に助けられました。「モノマネを極める」（p58）で登場したインプットに関して、きっとここで学んだのだと思います。次に使う道具をすぐに用意しておいてほしい先生もいれば、逆に先に用意することで今何かあれば対応が遅れると考える先生もいます。「術者によって言うことがバラバラ！」といった若手の悩みはどこでも聞く話ですが、その本質を学び考えることが、自分の型を形成するうえでも役立ちます。

☯ 手術の本質や基本コンセプトを学ぶために大切なこと、プラスアルファ

ここで少し注意です。手術の本質や基本コンセプトを学ぶために教科書や論文で勉強することは非常に大事なのですが、実はそこから必要な作業があと２つあります。**①行間を埋める**ことと、そのうえで**②自分がすべきサポートの仕方をイメージする**ことです。

①行間を埋める

学会でも論文でも、発表時間や文字制限の問題、あるいは理路整然とした報告をしなければいけないという学術報告上のルールがあるために、**苦労するポイントや、そのポイントを乗り越えどうしてそのような方法に至ったかまでは書かれていないことが多い**です。実は、同じ著者や、同じ術式に関する過去の文献をさかのぼると行間についても見えてくることが多いですが（昔と今では言っていることが違うなど）、一番コスパがいいのは、その**文章を見て自分なりに疑問や意見を持ち、上司に聞いたり仲間とディスカッションしたりすること**です。**この作業が手術の理解を深めるだけでなく、新しいアイディアを生み出すきっかけにもなります**。前述の同期のノートも、手術への疑問や考えを書き出したものになっていて、まさに行間を埋めていたと言えます。

②自分がすべきサポートの仕方をイメージする

ここまで来たらこの作業は自然とできるようになってきます。若いうちは、術者が感じる苦悩や助けてほしい部分はなかなかわからないので、勉強法に上記のような工夫が要ります。そのうえで手術ビデオを見直すと、随分と見え方が変わってきます。うまくいかなかった部分は特に、映像を見直すだけの勉強からは脱却したいところです。また、コロナ禍においてウェビナー内容が日に日に充実してきており、**教科書の行間まで埋めてくれる、ゆったりとした手術解説やディスカッションなども聞けるウェビナーが増えてきているので、それらを利用した勉強もオススメ**です。COI（利益相反）はありませんが、Medtronicのウェビナーは頭一つ抜けているような気がします。これからほかの企業もさらに努力をして、いいウェビナーが増えてくることでしょう。

☯トレーニングも勉強も手術もリズムが大事

とはいえ、手術はリズムが命です（恐らく外科系以外の処置や検査も）。ここでトレーニングについておまけ話ですが、手術リズムを助手が崩すとテンポも空気も悪くなります。カニューレが入ったらすぐにターニケットを締めることや、テープ類を渡す際に、自分が左手で鉗子についたテープを渡していたとしても瞬時に鉗子を離すなど、**勉強しつつも基礎的な動作が素早く的確にできるよう、普段から手遊びしながら練習する必要があります**。ほんと、この時期はつらいし葛藤ですよね（笑）。体感的には、この時期は臨床（トレーニング含む）と勉強（学術活動含む）を行ったり来たりしながら、臨床8割でいいのではないでしょうか。

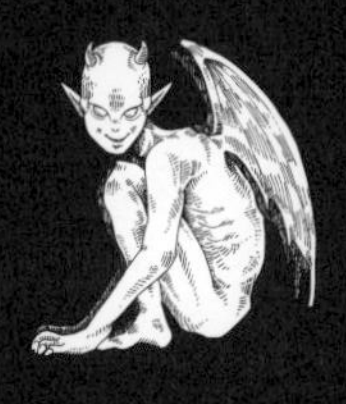

術者の頭の中を想像し、術者の考えていることを盗み出せ
見えていなかったものが見えるようになったとき、
本当に役に立つ助手となる

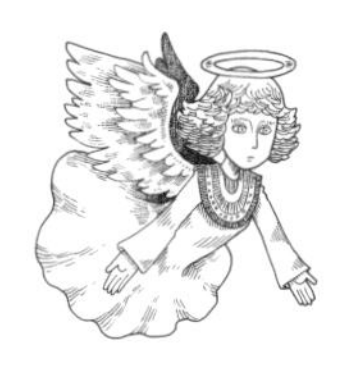

手術の勉強は、教科書や論文の
行間を読み、その本質を理解することから始まる

学会誌を見てみる

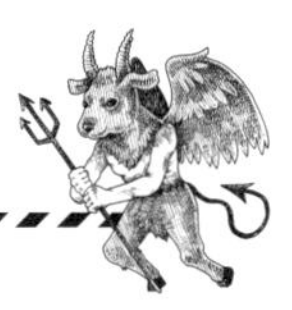

臨床8割と言った直後の手のひら返し（笑）。この学年（卒後5年目前後）になると、すでに「できる人」「できない人」の評価が結構分かれてきます。それは主にこれまで述べてきた、仕事への取り組み方や振る舞い方などによる評価です。

もちろんそれらは大事なのですが、**ここからは「専門家として頼りになる人か」という評価がついてきます**。個々の差がさらに広がったり、あるいは要領よく仕事をこなしていたウサギ型の人がカメ型の人に抜かれたりするポイントにもなります。**学術活動をしているかが評価され、学術活動が仕事に活きてくる重要な時期が来ています**。

論文の読み方

結論から言うと、僕にとって、いまから述べるこの項での活動が抜けていたというか、不十分だったことが、論文を書いたり、アウトプット力を身に付けたりするのが遅れた原因だと思います。なので、ここから述べることは自分の中で消化不良だった反省点であり、皆さんに早めに取り組んでほしいことです。

ということでまずは**学会誌や商業誌でいいので、自分の専門領域の和文誌を定期的に読む**ようにしましょう。もちろんこの作業はもっと学年が低い時からしてもいいのですが、和文誌っていわゆる「イロモノ」報告も多いため、見てもリアルとつながらない部分が多く、理解に苦労します。卒後5年目前くらいになると、雑誌掲載された論文に近い経験や知識がついているので、これらの雑誌の内容が理解しやすくなります。

論文の読み方ですが、原著論文でも症例報告でも、よく聞くPICO、PECOで概要は掴めます。今はさまざまな本でこの読み方が紹介されているため、PICO、PECOの詳細は省きます。論文の書き方本を書かれている先生方は、この読み方をしているだけでは論文を書くことはできないと言っており、僕もその意見に賛成です。PICOは効率よく論文を読むというか、熟読すべき論文か選択するための読み方として提唱されているものであり、論文を書くためにはもう少し論文内容を深く読み進める必要があります。

☯ 考察が大事

症例に関する部分は流し読みくらいでよく、**ともかく考察部分をよく見る**ようにしましょう。先の話になりますが、**論文を書く際に、初心者は考察部分で必ず迷子になります**。書いている内容が定まらず行ったり来たりしてしまうのです。なので、既に出版された論文の考察部分を、自分でも同じように書けるように意識しながら見る必要があります。論文を読む前に『論文作成ABC：うまいケースレポート作成のコツ』（松原茂樹／東京医学社）で予習しておくと、考察のポイントが掴みやすいです。手術トレーニングと同じで、本質を学びながらリアルな論文に触れてみましょう。

症例報告の考察で難しい部分は

①イントロダクションと考察をどう分けるか、どこまで重ねるか

②総説的な内容をどこまで入れるか

の2点です。

①イントロダクションと考察をどう分けるか、どこまで重ねるか

イントロダクションと考察のすみ分けですが、いざ書くときには非常に難しくて悩みます。ですので、出版済みの論文がどのようにそのバランスをとっているのかを見ると勉強になります。自分の論文が何を明らかにしたいかを述べるためにも、症例の背景にある「known」「unknown」をしっかりイントロに書きたいのですが、論文の素材と書き手の力量によっては、イントロと考察で書くネタが丸被りしてしまいます。雑誌に載っている論文を書いた人もきっと苦労している部分なので、**イントロと考察の内容のバランスを意識して読み取り**ましょう。

②総説的な内容をどこまで入れるか

また、総説的な内容ですが、これも初心者あるあるピットフォールで、論文を書くときに、考察の前半部分に自分が勉強したことをそのまま載せてしまう「お勉強ノート」化現象です。“アイディア新規性”がなかなかアピールできないんだなぁと、その苦悩が透けて見えます。いい論文は総説的な内容を多くは含まず、1〜2文でガイドラインや大規模エビデンスにさらっと触れるだけの場合が多いです。**論文に関する総説的な内容をどのようにまとめているか注目**してみましょう。

その他、考察で注目すべきは文献の引用の仕方

文献の引用は自分で論文を書くときに苦労するので、たまにでいいので、参考にした論文内で引用されている文献を調べてみましょう。考察内容がどれくらい引用文献のコピペなのか、筆者自身の文章なのかを見るのも、今後自分で論文を書く際に役立ちます。そもそも引用と内容が一致してなかったり、書いていることと引用文献がむしろ逆の意見だったり、なんてこともあります。

自分が論文を書くことを見据え、誰もが苦労する考察部

分に注目して学会誌などを見る癖をつけると、学会発表のための力にもなります。ぜひ試してみてください。ちなみに英語論文の雑誌は日本語のものとはかなり性格が異なるので、もう少し頑張れそうな人は title と abstract だけでも見ればいいかもしれませんね。

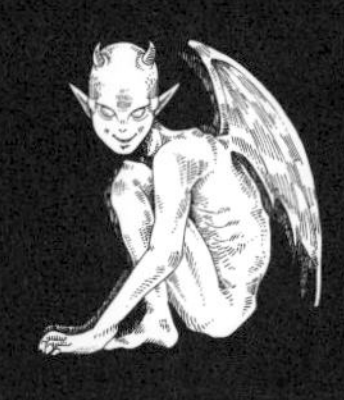

学術活動をきちんとしているかで、評価がつき始める時期
学会誌を見る目的を、論文を書くために徐々にシフト

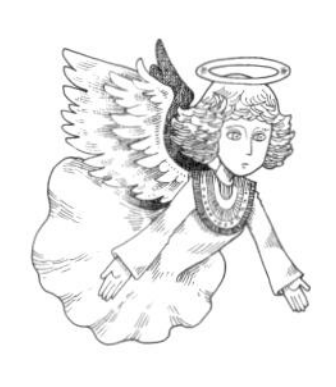

論文の考察部分は、イントロダクションとのバランスや
総説的な内容をどれだけ入れるか難しい部分
ここを中心に読み込もう！

医中誌webやPubMed®を調べる癖をつける

文献の調べ方に関しても、たくさんの本で紹介されています。多少便利な調べ方（主に絞り込み）は確かにありますが、結局**論文を調べ尽くすのは不可能**です。その**限界を知りつつ、自分ができることをし続けなければいけません**。ここは学年ごとにレベルアップが必要となる非常につらい部分です。

ざっくりと、**「それなりに珍しく感じる症例や重症例」は、医中誌で調べるようルーチン化**しましょう。これはもう、あきらめてルーチン化するのです（強引）！ **調べ方はシンプル**でいいです。**キーワード2つ**です。

☯ 学会報告ができそうな珍しい症例に出合ったら

実例を挙げます。最近後輩がLeriche症候群という、比較的珍しい下肢の動脈硬化症患者さんの担当になりました。そちらの症状も重症なのですが、実はその患者さんは命にかかわる狭心症も患っていて、冠動脈バイパス術を行うことになりました。その際に足の症状もよくするため、足の方も同時手術を行い、無事にどちらの病気の症状も改善し退院に至りました。この件に関して学会で報告をしてもらうことになりました。

その段階で後輩から相談されたのは「学会で何を語ればいいのでしょう…？」です。僕の答えですが「俺も分からん（笑）」です！ 経験値からそれっぽいことは言えますが、あくまで論文化までを考えていますので、ここは論文を調べるしかないのです。

キーワードを2つに絞って論文を調べる

上記の症例を検索するのなら検索ワードは簡単で“「Leriche」「冠動脈」”です。Lericheだけとか、冠動脈だけといった1つのワードだけだと全然絞れません。3つのワードで絞る場合もありますが、これはどちらかというと、ある程度調べた後にピンポイントで欲しい論文を探る作業になります。3つでいくなら“「Leriche」「冠動脈」「同時手術」”とかでしょうか。

「Leriche」に関しては「閉塞性動脈硬化症」などに置き換えてもいいです。でも、タイトルなどの文字数を減らしたい筆者の心理を考え、そもそもLericheなんて特別な名前は論文のタイトルに使用しやすいことも考慮し、今回はLericheを選択しました。「冠動脈」に関しては、あえて「冠動脈バイパス」としないことで手術になっていないであろう報告も検索結果に含まれて来るよう意識します。今回はこれで症例報告7編、原著論文2編を15分くらいでダウンロードして後輩に送信することにしました。慣れるとこんなもんでできてしまいます。あとは先ほど述べた通り、ひたすら考察を見るのみです。文献はさまざまな意見を見たいので、最低でも5編、できれば10編は集めるようにしましょう。

違う2つのキーワードでどんどん検索

うまい具合に検索できない場合は、さらに絞り込むよりは違う2つのキーワードで検索しましょう。この作業はほぼ言葉遊びです。例えば「冠動脈」と片方の検索ワードを固定して2つ目のキーワードを「下肢虚血」「ABI」「大腿動脈バイパス」など、どんどん変えて入れてみるしかないです。もう片方の検索ワードのLericheを固定するパターンも試してみましょう。やっているうちに不思議と必要な論文を探せるようになっていきます。あと、意外と検索結果でヒットした会議録のキーワードなどをヒントに検索ワードを変えてみるとうまくいくこともあります。どうやっても検索に引っかからなければ、Googleなどで調べ直してみましょう。それでも見つからなければ、激レア症例かもしれませんね（まずそんなことありませんが…）。

まとめて、根気よくしらみつぶしに探す

文献検索はある程度まとめてやってしまったほうが効率よくできるので、1時間程度時間を確保して一気にやってしまいましょう。

医中誌で調べた論文の考察や引用文献をみていると、多くの論文で引用されている英語文献が見つかるはずです。それに関してはPubMed®でも調べてみるようにしましょう。うれしいことに、PubMed®は検索された文献の下方に「Similar articles」が表示され、似たような内容の論文を並べてくれるので、文献を集めやすくなっています。PubMed®で調べる場合も、医中誌とやり方は同じです。**症例報告の場合、レビュー文献などが必ずしも考察の役に立つわけではないので、僕は見落としがないよう1時間くらいかけてしらみつぶしに検索**していることが多いです。上司は検索がうまくて後輩たちよりもいい文献にあたっているとたまに誤解する人がいますが、基本的に文献を検索している時間が長く、それだけ眺めている時間が多いから見落としが少なくなっているのです。

IFのついている雑誌は要チェック

IF（impact factor）信者になってはいけないのかもしれませんが、でもIFのついている雑誌に採択されるのは凄いことで（とくにcase reportだと）狭き門です。自分の場合はIF雑誌の文献はワンランク上として扱い、引用に入れます。そして、似たような内容でもオープンアクセスジャーナルの論文に関しては、「何の理由でこの雑誌にしたのだろう？」と一つフィルターをかけるようにしています。

ということで、**文献を探す作業を癖にする**のが重要です。年間

20〜30回くらいこの作業を後輩にしてもらっていると、2年もあれば相当慣れるなぁと、その成長を見ていて強く感じます。

PubMed®でも調べる

PubMed®に関しては「Leriche syndrome coronary artery」と調べるのか「"Leriche syndrome" "coronary artery"」と調べるのかなど、小技で違いが出ます。後者は多少絞れますが、案外絞らない前者のほうでいい文献が見つかることもあり、難しいものです。**文献検索に関しては「うまい検索の仕方がわからない」と思って、検索する作業そのものから距離を置いていることこそが問題**なので、どんどん調べましょう。僕は土曜日の午後を使い、YouTube®でクロノ・トリガーの音楽を聞きながら1時間で200くらいの文献のタイトルとabstractの一部を見たりしています。この作業はほんとたまにでいいので、することをオススメします。

あと、大事なのは**文献の管理**です。僕は今のところ**OneNoteが一番便利**だと思っています。グループ分けも簡単にできますし、論文の内容やそれに対する感想なども添えて保存できますよ。

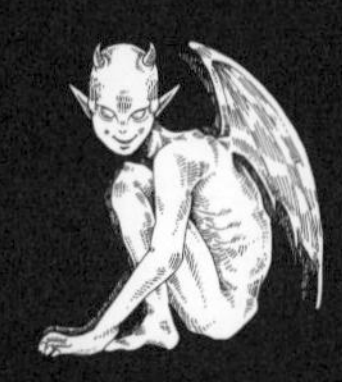

学会発表＝論文化　論文にするから論文を調べる
面倒な作業だがあきらめてルーチン化だ！

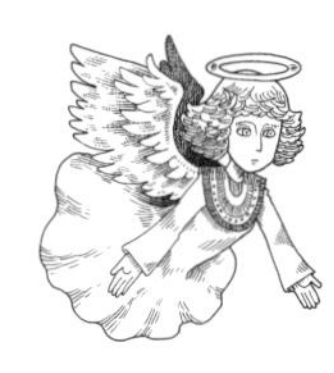

目の前の症例に関する文献を、年に20〜30例分を目標に
医中誌やPubMed®で10編前後探すクセをつけよう

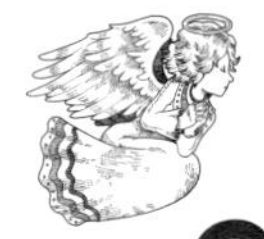

Original articleの真似事をする

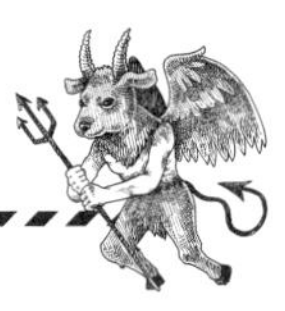

真似事とは何事か?! またモノマネか〜?!…といった感じですが、専門研修医編最後の項になりました。基本的にここまでに書いた内容は、若手のうちに必要な下準備に関するものです。この後の『二番手編』からは、僕も頑張りましたし、若手の皆さんもさらにギアを上げて頑張らなければいけないところです。世の中にはたくさんの素晴らしい学会発表や論文執筆の指南書があり、それを見て学ぼうと頑張る人も多くなる時期です。それでも、下準備ができていないと、いきなり本の内容は実践できません。このあたりの理想と現実のギャップを理解して埋めることが重要です。

Original article にたどり着くには

さて、original article の真似事ですが、これはいわゆる学会発表です。

自己施設のまとまった報告（original 的な）をしたことがある人は少なくないはずです。この発表は自身の成長に不可欠ではありますが、この作業を繰り返しているだけでは僕らは original article にはたどり着けません。

結論を先に言いますが、多くの人が**間違えるポイント**は

①できるだけ n を大きくとれるテーマで発表したい

②有意差を見つけたい

です。この気持ちは痛いほどわかります。泣けます 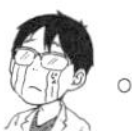。

n が多いことは悪いことではないですし、有意差が出ることも悪いこ

とではありません。実際、論文投稿してもnが足りないから意味がないとか普通にreviewerに書かれますし（愚痴）。

そうなったときに僕らは、迫りくる学会と上司のプレッシャーから、できるだけnが多くてとりあえず有意差が出せそうなテーマを選んでしまうのです。構図的になんかもったいないというか、どうにかならないだろうかと思います…。

☯ 必要なのは「仮説」

平成コソコソ失敗話

3年目の後期研修医時代に、「急性血液浄化療法の敗血症性ショックに対する効果」について、項目数が多いほうがいいと思い、n=100くらいのデータからさまざまな項目を調べました。地方会では調査項目が多くなんとなく格好いい雰囲気は出せましたが、ただの散らかっているデータで、その後は院内誌に論文投稿しただけで終わりました。

大阪時代には、ファロー四徴症で手術を受けた患者さんのデータをとりあえず片っ端から取りました。これもn=100くらいで、1週間程度でデータを集め、抄録を指導医に見せたところ「こんなん30年前の発表や」「当院における○○とか誰も聞きたないわ」の二言でその発表はお蔵入りとなりました。

…われながらやらかしてますね（笑）。僕の過去の**研究で足りなかったのは「仮説」**です。

日頃臨床をやっていると「**この疾患、手術ってこうだよなぁ**」とか「**これは勝ち（負け）パターンだな**」と思うことがありますよね。**それこそが仮説**です。なんとなく臨床の現場で肌で感じている手応え（感覚）を、統計で正しいかを確認して文字に起こすことがoriginal article的発表をするための作業です。

仮説が正しいと「そうそう、**あるある**だよね～」となり、**仮説が正しくない**と「**まじ?!**」となります。発表を見た人がそう思えるような仮説を検証したいですね。ちなみに、**差があることを確認することが多いので、仮説の正しさ=有意差ありとなることは多いと思いますが、必ずしもそうとは限りません**。

今まさに調べている仮説

今、後輩に調べてもらっているのは「コロナ前と治療戦略を変えざるを得なかった、とある緊急症例の経過に関して」です。コロナ禍のため、ある意味仕方なくとっている戦略ですが、意外なことに成績が悪い感じがありません。ですので、コロナ前の症例と比較し、手術や術後経過にそれほど差がないはずだという仮説を立て、それを立証している最中です。この場合、仮説が正しい=コロナ禍前後で手術や術後経過で両群では有意差なし、という結果が出るはずです。

有意差が出ないことも大事な結果なのだと思います。**とはいえ有意差がまったくない発表はしづらいという現実**(施設事情など)もわかります。そこを葛藤しながら「original的な」発表をして成長するのが日本人的な賢い生き方かもしれません。もっとがっつり頑張りたい方には『臨床研究立ち上げから英語論文発表まで最速最短で行うための極意』(原正彦/金芳堂)がオススメです。Original articleにしていくための作業をかなり具体的に紹介してくれています。

仮説が決まると、それに合ったデータ収集をします。nの設定数ですが、多ければいいというわけでもないとはいえ、現実的には、心臓血管外科の世界だと日本の単施設レベルで全例を調べてようやく報告に耐え得るn数になることが多く、はっきり言って苦しいです(ゆえにテーマが大事)。

対象が決まると「いざ、データ収集!」と行きたくなりますが、ここからコケないための注意点が大きく3つあります。

①調査するデータの選定

②データの入れ方

③途中経過報告

です。

①調査するデータの選定

僕は大抵集めるデータが無駄に多く、必須項目が足りない事態に陥っていました…。この原因はシンプルで、**文献などの調査が足りていない**のです。似たようなテーマの論文を調べ、5編くらいをピックアップして、**共通する項目はできるだけ調査**するようにします。そのうえで、今回の仮説を検証するうえで必要となる項目を追加しますが、せいぜい5項目くらいだと思います。このあと数十例の調査をするので、項目が増え過ぎると大変です。

②データの入れ方

Excelにデータを入力しますが、ここで注意点があります。**ファイル名は日付を入れる**ようにしましょう。更新日などでもわかりますが、一目見てわかるのでそのほうが便利です。さかのぼって間違いを直したいときなどがあるので、論文を書く際のWordファイルは日付ごとに新しく保存し直しますが、**Excelファイルも上書き保存ではなく日付ごとに新規保存したほうがいい**なと最近思っています。そして**データですが、徹底して単一の数字だけを入れましょう**。統計にかけるので、**文字や単一以外の数値を入れても邪魔なだけ**です。数値が微妙なデータで「1(○○だった)」と言い訳を書いたり、心エコーの逆流評価がmild～moderateのときに「2～3」と入れたり、ついついカルテを書く感覚でBUN/Crという項目を作り「12/0.8」などと入れたり…。統計ソフトにコピペしてすぐ解析できるようにするためには、こういうことをしてはいけません。たとえば性別の欄であれば、1行目に「男0女1」などと書いてデータの欄はすべて単一数字にします。ここは恐らく、よほどこの作業に慣れるか、きちんと指導を受けないと全員間違ってしまうポイントで、せっかくデータを入れても統計の際に入れ直す必要が生じ、時間がかなり取られてしまいます。

③途中経過報告

これも陥りやすい落とし穴です。データ収集が始まると、なんとなく「自分、今臨床研究してる！」と感じ、少々つらくても単純作業をやりきれてしまいます。僕の場合は函館と大阪、2つの研究でやらかしてこの気づきを得ました…。これに関しては前述の原先生の本にきっちり書いてありますので、ぜひ読んでほしいです。とりあえず、**2群を比較する研究だとしたら両群10例ずつくらいデータをとり、データを取るのにどれくらい時間がかかっているか確認**します。あまりにかかりすぎるなら項目削減を検討します。また、データも平均±標準偏差はExcelですぐに出せるので（1つの項目でSUMやSTDEV.Pを計算して、セルの右下部分をクリックしながら横にブワーってドラッグすると全項目一瞬で出ます）、それで**データの傾向を掴みます**。その傾向を見て新たに追加したい項目があれば追加しますが、この段階で**指導医に途中経過報告をし、軌道修正を図ります**。n=20ですら大変なのに、100例調べてから調べ直しになると…莫大な時間と労力を無駄にしないためにもここは気を付けたいですね。nを減らしたり、そもそもこの内容のままだと難しいとあきらめたりするのなら、このタイミングです（本当ならここであきらめずに済むよう、スタート時点で指導医と作戦を練る必要があります）。

データ調査は本当に大変なので、たまに「勉強になるから」と後輩に自分の臨床研究のデータを取らせている人も見かけます。が、時世柄よろしくないので、お願いするときにはきちんと対価を払いましょう（笑）。

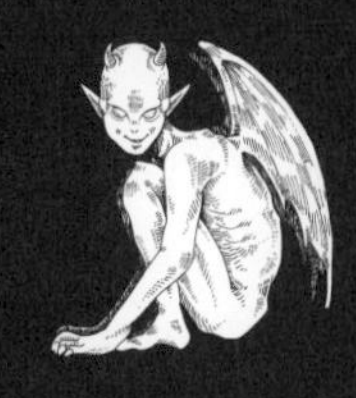

Original 的な発表では「仮説」が重要
検証すべき仮説が良ければ n が少なくてもいい
必ずしも有意差ありきでなくても発表はできる！

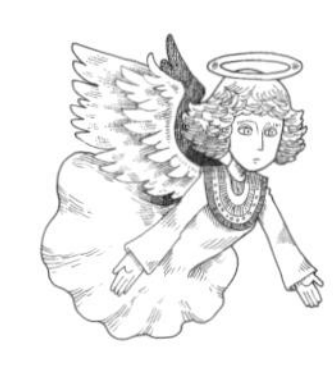

調査収集するデータが必要十分量になるよう選定しよう
データを取ったら途中経過報告をし、軌道修正するのが重要！

Column

チルドレンからファミリーへ

弘前大学医学部附属病院 集中治療部看護師
駒井 裕紀子

小渡先生と出会って、一緒に仕事をするようになって何年になるだろうと思い返しながら原稿を拝読しました。小渡先生がまだ医学生の頃から自分はICUで勤務していたなと思い出しました。研修医の頃の小渡先生はとにかく手先が器用で、フットワークが軽い先生という印象です。心臓血管外科に入局し、数年経って小児心臓外科グループの一員として戻ってきた時には器用さが買われたなと。

当院はクローズドICUの制度をとっており、入室した患者の治療管理は主治医とカンファレンスを行いながら麻酔科が主体となって治療をすすめています。そのなかでも、小児心臓外科だけはやはり成人とは管理方法が違うため、主治医が主体となって治療がすすめられます。私は小渡先生の上司であった鈴木保之先生、先輩であった山内早苗先生、そして小渡先生の3世代に渡って一緒に仕事をしてきたわけですが、ICUでの管理方法は先生によって大きく違いがあります。私たちはそれぞれの先生の管理方法のもとで学んできたため、自分たちを○○チルドレンと呼び合っています。

私が初めて小児を受け持ち、管理を学んだのは鈴木先生であったため、私は鈴木チルドレンですね。初めは吸引もろくに出来ず、ただオロオロしていたように思います。鈴木式の特徴をひとことで言うと“長嶋監督”です。今なら鈴木先生が教えてくれていたことも理解できるのですが、当時は指導も感覚的で、「ぱっと、ぐっと、しゅっと」という説明が多くて本当に手探りという感じでした。山内式は根拠に基づいて、理論的に説明できる管理です。誰でも管理できるよう管理方法もマニュアル化してくれました。そのおかげで鈴木先生が説明してくれていたことがこういうことかと裏付けできる部分もありました。小渡式も山内先生と同様、根拠に基づいてという管理です。鈴木先生や山内先生が当院を去り、小渡先生がグループトップとなり小渡式管理から小児を受け持ち始めた小渡チルドレンが生まれています。

小渡先生についてアンケートをとったら「管理が大変」などという意見ではなく、きっと「厳しい」という意見が返ってくると思います。後輩看護師に報告の方法やタイミングなどで指導している姿、看護師と意見がぶつかっている姿をよく目にします。小渡先生の言葉は、事実で適格だからこその破壊力があります。私たちにも厳しいですが、それ以上に自分に厳しく、努力を重ね手術を行ってきた、患児を助けたい一心からの厳しさだと私は知っています。「ただ数値を報告するな、全体の状態を観て報告しろ」と言っているのをよく聞きます。私は、厳しいけれど小渡先生に指導されるのはいいことだと思っています。自分で勉強しなければ小渡先生には質問できない、理解できないと自覚でき、病態と治療を関連付けて考えることを学ぶことができます。

普段の小渡先生は、看護師と冗談を言いあい、ベッドサイドに笑いが生まれるときもあります。また術後経過がいい時の、ベッドサイドでのお決まりの小躍りがあります。その踊りが出たら、「ああ、調子がいいな」と思えるほどに陽気な踊りです。いつも厳しいわけではありません。その厳しい理由や必要性を知ってほしいと思います。看護師と意見を言い合うというのは、ぶつかりあうということではなく、患児のために最良の治療・管理を行うために必要なことなのです。単体のチルドレンばかりではなく、ファミリーとしてひとつのチームができるよう、私も一緒に努力していこうと思います。

第4章

二番手編

「え、このプランじゃだめ(笑)?」とボスに言わせよう

ポイントは「(笑)」です。二番手でも三番手でもよいのですが、少し学年が上がってきたら、ただのイエスマンにならないようにしましょう。正直、**学年が少し上がってわかることが増えてきても、難しいことをやるのも責任を取るのも上司**です。だからこそ二番手は、ある意味好き勝手に提案できます。いろいろな意見を上司にぶつけていくことは、患者さんのためにもなります。ただ、ケンカしたいわけではないので、笑いあえるような関係であることが重要です（上司の器も試される ?!)。意見をぶつけあっても、方針が決まったらそのあとはチームとして同じ方向を向いて手術に挑みましょう。

☯ わざと異なるプランを出して議論する

講座側の事情もあり、僕は１年で大阪から弘前に戻ることになりました。卒後６年目で、小児グループの二番手として（上司が執刀する）術式を含めた治療方針の決定や術後のICU管理を一通り任せてもらっていたことは幸運でした。「大阪では」が口ぐせの「ではの神」になってしまい、あれはよくなかったなぁと反省していますが、グループのボス（鈴木保之先生）が寛容だったおかげでいろいろな議論ができて、より良い治療方針を立てられたとも思います。

治療方針に関する議論は、グループ内でしっかりとするべきです。要点を話し合うカンファレンスでは確認できない細かい部分まで話し合うことで、治療方針だけでなく自分の考え方も洗練されていきます。

その際僕は、ボスが選ぶであろうプランと違うプランを意識して提示していました。**異なる2つのプランをベースに、それぞれのメリットやデメリットを話すことで、より本質的な議論ができます**。ただ、ほぼ毎回ボスと違うことを言っていたため「え、このプランじゃダメ（笑）？ 」と言われていました。ボスもわかってくれているので、いつも笑ってくれていました。こういう議論ができるって、健全な職場を提供してもらっていたなぁとしみじみ感謝です。静かな職場は危険です（『上司になってはいけない人たち』本田有明/PHPビジネス新書）。

☯ 妄想で手術の幅を広げる

この延長で、後輩には**決まった術式ができなかったらどんなプランで戦うか妄想するといいよ**と教えています。思考停止になってはいけません、妄想万歳、中二病万歳！

恩師である前教授の福田幾夫先生は「**手術に関し、起き得るトラブルを100挙げよ、そしてそれに対する解決策をすべて考えよ**」と教えてくださいました。その教えを守っているおかげか、術前は手術がうまくいかない夢を見てたいていうなされています（笑）。**うまくいかないパターン、術式、手技のデメリット、ピットフォールを深く議論できた**ことが、症例数の少ない青森県で、**手術のクオリティの担保につながり、自分の成長に非常に役立ちました**。この教えに関連する話題として、『失敗の科学』（マシュー・サイド/ディスカヴァー・トゥエンティワン）では、医療業界と航空業界を比較して安全な医療提供に非常にためになる具体的内容が示されています。これは医療者必読の一冊だと思います。

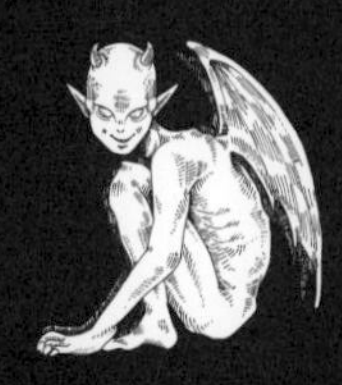

静かな職場をぶち壊せ
対立する治療プランを挙げ、本質に迫った議論をしよう

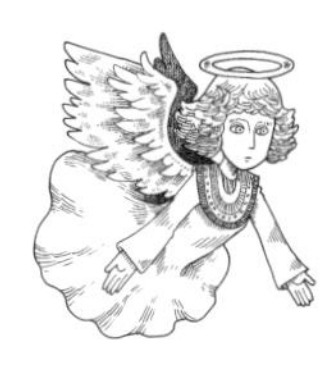

うまくいかなかったことやトラブル、ピットフォールこそ、
医療の質、医療者の技量向上のためには重要

他施設を見学する

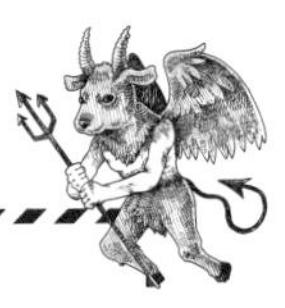

この時期くらいになると、若い学年のときよりも感受性が高くなり「見える」ものも広がっています。特に国内留学をした後だとすると、2つの施設のやり方の違いなどで頭の中がごちゃごちゃしていますので…いっそのこと、もっとごちゃごちゃしちゃいましょう！

どれくらいの頻度で、どれくらいの日数行けばいいとか、正解はありません。僕は週1〜2回、火曜金曜あたりで岩手医科大学の小児心臓手術に参加させてもらっています。第一助手をすることもありますが、ほぼ第二助手で参加しています。忘れないうちに宣伝です。**岩手医科大学心臓血管外科学講座は現在、金 一教授を含め7名で、成人・小児心臓血管外科手術を年間約700件しています。全然人が足りていませんので、ぜひ興味のある方は岩手へ！**

…ということで、宣伝もさせていただいたので失礼ではないと信じ、本音トークに移ります。

☯ 手術参加で効率的に経験値を上げる

他施設への手術参加は、かなり人が潤っている病院でもない限り、単純に手が増えて相手方も助かります。そしてこちらとしては**非常にコスパよく手術を学べます！** つまりウィンウィンなはずです…はずです！

僕が手術参加するときの通常のスケジュール（コロナ禍で変わった部分もありますが）を紹介しましょう。手術前日、夕方に青森から岩手に移動し、一緒に行く後輩や岩手に国内留学中の後輩とおいしいお酒を堪能し、ホテルで温泉に入る。手術当日は執刀直前の10時頃に手術室に行き、手術のお手伝いをして要所を無事に終えると15時前後に人工心肺の回路をおろしながら自分も手をおろし、19時前後に弘前に帰ります。移動はローカル電車→新幹線→タクシーで片道2〜3時間、これをスケジュールによっては日帰りで行うこともあります。この手術参加では、**術前情報を確認することによって経験値が得られ、手術の要所を見ることができて、術後経過は次に来たときに聞くだけ**という、**経験値のいいとこ取り**なのです。これが定期的に参加させてもらうメリットだと思います。しかも僕は非常勤医師として日当13,000円をいただいて手術参加させてもらっているので、日当で交通費のほとんどが補われます。小泉淳一先生（岩手医科大学の小児心臓血管外科チーフ）のおかげで、**青森にいるにもかかわらず、僕の経験値は小児心臓外科医として恐らく全国平均程度**の年100件以上の手術参加を保つことができています。

定期的な手術参加や見学以外にも、宮城こども病院や筑波大学などにも時折見学に行かせていただいています。**意識して年に数回でもいろいろな施設で見学させてもらう**ことは、「慣れだれ崩れ」をなくして**自分をアップデート**するコツでもあるのです。

☯ 不在期間もフォローする

他施設に見学に行くということは、ハードルが高いように思うかもしれません。でもきちんと熱意を伝えれば、ボスも見学受け入れ側もきっとそれを拒絶はしないと思います。「トラの威を借りよう」（p65）でも述べましたが、**上司を上手に説得する**ことは何をするにおいても重要です。また、障壁となり得るのは「平日一日も病院をあけられない」と感じることでしょうか。僕は**病院をあけている間**、医療アプリ（Join など）も利用して、モニター、採血結果、画像等の情報を得て**遠隔指示を出して管理**したりしています。ぜひ皆さんもスケジュール管理や働き方を工夫して、たまに他施設の見学に行かせてもらいましょう。

☯ おまけで願いを込めて…

大きい病院や有名な先生が、「こんな手術があるから見学に来てください」といった**情報をオープン**にして、**多くの若手医師が貴重な症例や経験を共有できる雰囲気づくり**がなされればいいなぁと思います。それは単純に、各地域の患者さんにいい形で還元されるはずですから。最近では若手心臓外科の会（日本心臓血管外科学会/U-40）で、ウェブで手術見学ができないかという話し合いが進んでいます。このいい流れに期待しています。

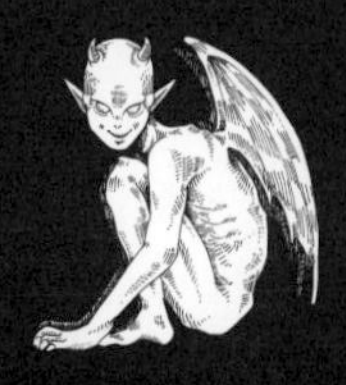

経験値のいいとこ取りをしたいなら
他施設の見学はコスパのいい修行の場

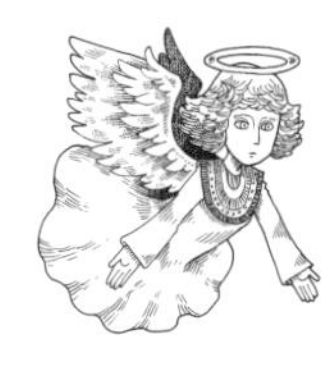

上司を説得し、働き方を工夫することで、
迷惑をかけないで定期的な他施設見学ができる！

ベトナム行きのススメ

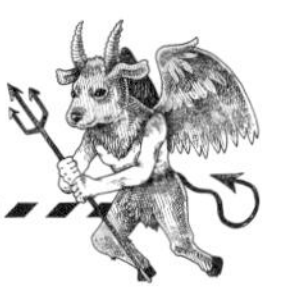

突然のベトナム…ですが、皆さんはベトナムの心臓外科にどんなイメージを持っているでしょうか？ 遅れている？ 発展途上？

僕もそんなイメージを持っていました。ですがまったくの間違いです。**ベトナム人の手術手技は、日本人よりもむしろうまい部分が多い**です。

朝が早い、手術が早い、決断が早い

僕にベトナムに行くきっかけをくださったのは、筑波大学心臓血管外科教授の平松祐司先生です。初期研修時代、2ヵ月間筑波大学で研修させていただき、現在まで面倒を見続けてもらっています。

僕が何度かお世話になっているのはホーチミンにあるチョーライ病院（Cho Ray Hospital）です。病床数は1,000床らしいのですが、何人入院しているか謎なくらいどう見ても定員オーバーな病院です。心臓大血管手術は年間1,200件前後と、**日本でこの件数をこなす病院はほとんどないレベル**です。ちなみに日本人は日本の医師免許だけで手術に参加できますし、一緒にベトナムに行った内科の先生はエコーやカテーテル検査をしていました。

ベトナムの朝は早く、7時からカンファレンスを行い、8時には患者さんが手術室に入ります。ベトナムのドクターは英語が結構話せるのと、日本人に優しいので、病院にいるぶんにはアメリカやヨーロッパにいるよりも意思疎通が楽です。

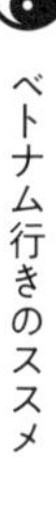

手術の一日

ベトナムは愉快で自由な空気感が強く、中途半端に文字だけで伝えると誤解が生じる部分もあるため概要だけ書きます。手術は冠動脈バイパス術や僧帽弁置換術が多いのですが、とりあえず3分で開胸して15分で人工心肺を装着し、3時間以内には手術が終わります。バイパスは5〜6本つなぐことが多いのですが、たいてい最後の1本を第一助手の若手の先生に預け、術者は手をおろします。そのタイミングで僕は術者から「ランチ！」と言われ、よくランチに連れて行ってもらっていました。ベトナムのご飯はヨーロッパなどよりも口に合う人が多いと思います。そして、昼寝の時間になります。昼寝の後には2件目の手術があり、だいたい15時前後でこれも終わります。人工心肺が外れると第一助手の先生もいなくなるので、たいてい1〜2年目の研修医がベテランナースにワーワー言われながら胸を閉じています。上の学年ほどランチと昼寝の時間が長いのです。小児の手術はまた少し違う雰囲気ですが、そちらも**基本的に手術がうまい**ので早く終わります。

やれることを増やす

初めてベトナムの小児心臓手術に入った際、「心臓少し縫ってく？」と持針器を渡され心臓を縫わせてもらい（そもそも第一助手として参加させてもらっていた）、成人手術に入った際は、「日本で成人の執刀をする機会はほとんどない」と言うと、「じゃあ、やれること増やさないと！」と僧帽弁置換術の弁を換える部分以外をやらせてもらい、日本でやることがあるかわからない冠動脈バイパスを一部やらせてもらいました…。**彼らはやれることはやってもらおうという意識が非常に強い**です。部分的に手術経験をすることは重要ですが、日本ではなかなかやらせてもらえないというのが若手の意見ではないでしょうか。ベトナムの人たちは「僕らは日本人に対する感謝や尊敬が強いから、ここまで信じてやってもらっている。あくまで日本人だからだよ」と言ってくれており、この情の厚さは非常にありがたいなぁと感じます。

☯ アジアの病院見学はオススメ

僕はこれまでベトナムには1週間、2週間、1ヵ月の3回しか行っていませんが、いろいろなことを教えてもらい経験させてもらいましたので、コロナが落ち着き次第、また行きたいなと思っています。他施設を見るだけでも刺激になるのに、国も違うとさらに学ぶことは多いです。僕らが学べるところは、欧米以外にも実は存在するのです。**小児を専門とする僕にとって、1ヵ月で30件程度の成人手術を経験できることはとてもコスパがいい**のです。彼らは術前後に関してはほぼノータッチの手術専門家であり、技術レベルは本当に高く、いろいろなアイディアや技をもらいました。

ベトナムの先生から話を聞くと、アジアのいろいろな国と同じようにメガセンターがあり、たくさんの経験を積めるとのことです。何かしらつながりを見つけて、アジアの病院に見学に行くのもいいのではないかなと思います。ちなみに筑波大学は、滞在期間3ヵ月までならベトナム滞在費用が支給されるとのことです。若手が**筑波大学の門を叩くか、筑波大学に国内留学してその期間中にベトナムに短期留学するなどもあり**なのではないでしょうか。ベトナムに最も近いのは筑波?!

近いから行ったり来たり

ちなみにベトナムは、仕事が終わるのが早いので17時くらいから飲み始めます。一般の人は15時から普通に飲んでいます。土日はどこかに行くのもいいですが、ホテルが快適なので（安くいいホテルに泊まれます）、僕はイベントに誘われない限り学術活動や勉強、土日だけ日本に帰ってミュージカルを見たりと自由にしていました。6時間で着くのでそれほど遠くに感じません。あと、**ベトナム人は日本人の女性が大好き**です。甘々です。教え方も一層丁寧ですし、もちろん何回かベトナムに見学に来ているゆえの信頼関係はあるでしょうが、すぐに「おー、この手術やれよ！」みたいな感じです。うらやましい（笑）！

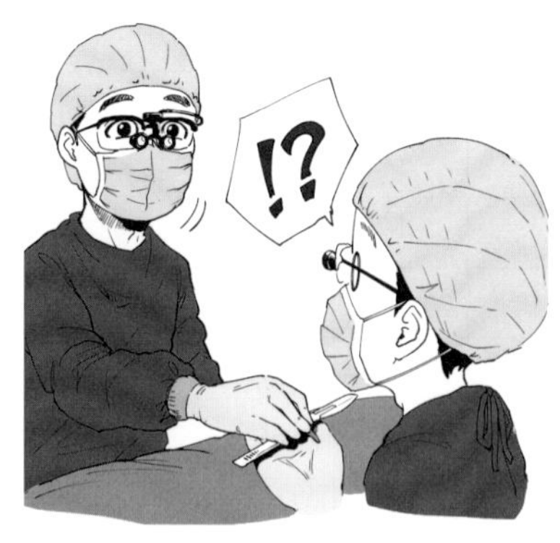

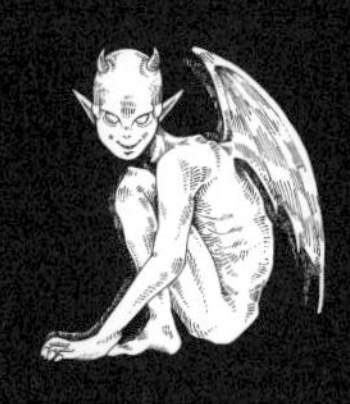

手術件数が多いのでチャンスが回ってくる可能性も高い

技術が高いので経験値がさらにアップ

日本人（特に女性！）が大好きなので指導も丁寧

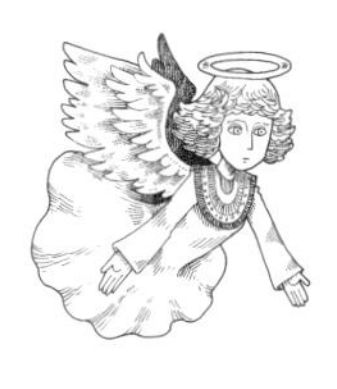

他施設見学はアイディアや技術のアップに重要

文化が異なる海外での見学はさらに得るものが大きい

大学院、研究の難しさ

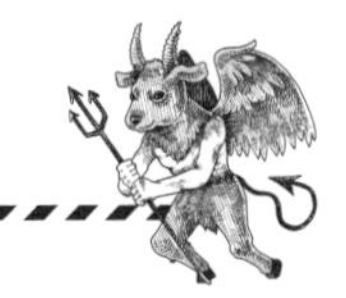

このあたりまで書いてくると、僕ら医師はいろいろなことをやらなければいけないんだなぁとあらためて思います。臨床ばかり、論文ばかりやるわけにはいかないし…というのは、言い訳ではなく本当のことです。**やらなければいけない大量の仕事（臨床、研究、学術）をどのようにバランス配分、ペース配分するか非常に難しく**、それらは多くの人が悩む問題です。

特に外科医にとって難しい問題の最たるものが、タイトルにもある大学院、研究問題だと思います。大学院に進もうか悩む理由は結構はっきりしているのではないでしょうか？それは

①学位をとるメリットがわからない and/or メリットを感じない

②臨床に差し支える

③学位をとっていない有名な先生もいる

などの理由ではないでしょうか？

☯ ①学位をとるメリットがわからない and/or メリットを感じない

大学スタッフになるためには学位が必要云々の話は聞き飽きていると思いますし「自分は大学でやるつもりはない」という人も結構いると思います。僕がお伝えしたいのは、**学位をとるまでの過程こそが、学位をとることのメリット**ではないかということです。

目の付け所がいいね!

僕の一学年上の仲のいい先輩に、学術面で非常に優秀な女性の先輩がいます。10年近く前の話になりますが、先輩は臨床で重症患者の担当を多く持ちながら、年に20〜30の発表をさせら…精力的にこなしていました。

先輩が目を付けたのは大動脈二尖弁という、人口の1%くらいにはみられるのに、それまでそれほど注目されてこなかった先天性の大動脈弁疾患です。この大動脈二尖弁の臨床データを数々の学会で報告しているのを見て、まだ4年目の僕は凄いことをしているなぁと思っていました。先輩はその後、臨床報告をしているうちに感じた疑問を解き明かすため、Mimics®（マテリアライズ株式会社）という特殊な画像解析ソフトを使用して仮説検証を行い、論文化しました。このときも僕は、凄いことをしているなぁと思っているくらいでした。

悟りの瞬間

大学院というものをよくわかっていなかった僕は、先輩の学位審査を見に行き驚愕しました。発表内容は前述のMimics®を使用した大動脈二尖弁患者の大動脈拡大パターンの解析に関する報告なのですが、**Introductionや今回の研究のベースとして紹介される臨床研究結果は、これまで学会発表してきた内容そのもの**だったのです。大袈裟に聞こえるかもしれませんが、学位審査を見て僕は泣いていました。**自分で決めた臨床テーマを突き詰め、新たな手法でこれまで明らかにされてこなかったことを明らかにする過程が一つの線となった瞬間**を見たのです。そのときに僕は「あぁ、これが学位をとるということなのだな」と悟りました。難しい実験方法に精通するとか、統計を学ぶとかというのはあくまで手段としての話であり、目標に対しゴール（期限）を設け、それを突き詰めるということが大学院を出るうえで重要なのだとわかった瞬間でした。そしてそれを成し遂げるためには、大学院生という立場でテーマを絞った研究をしていかないとなかなか難しいです。あと現実的な話、大学院研究は基本的に予算がつくため、普通に学会で発表していることと手法も内容も少し変わってくるところが面白ポイントです。お金があるとやれることは当然変わります。

もし大学院に入るか悩んでいる人がいたら、自分の周りの大学院で研究をしている先輩から話を聞くことをオススメします。指導医クラスの先生から話を聞くのと少し印象が変わり、現実的な目標やプランが見えやすいはずです。

☯ ②臨床に差し支える

特に職人である外科医にとっては大きな問題です。あくまで臨床家として頑張りながら、研究マインドやメソッドを身に付け大学院生活を送りたいという人は多いと思います。再生医療分野に代表される、今後の世界を救う重要な分野の研究はたくさんありますが、若者が自分のいる施設の門を叩いたモチベーションはどこにあるのかという問題です。大学院研究を４年間、延長して６年くらい、ほぼ専属でしている先生の話を聞いていると、外科医としては複雑な気持ちになります。

となると大学の講座に所属する前にできることは、そこの大学院生がどのような期間、研究専属あるいは臨床との二足の草鞋を履きながら大学院生活をしているか知ることです。また、**自分がどのように臨床とのバランスを保ちたいか、ざっくりとでもいいのでイメージ**して、指導医に希望を言うことも重要です。**自分の希望とあまりにもかけ離れている場合は、大学を変えるか大学院をひとまずあきらめるのも選択肢**になります。自分は大学院研究４年間やるぜ！ という方は全然いいというか、そもそも大学院問題で困っていない方ですね（笑）。

大学院問題

僕なりに思う、伝統ある大学院で勉強するメリットは「安定感のあるレールの上を走れる」ことではないかと思います。安定感と楽はまったく異なりますが…。うちのような地方大学でも、立派な継続研究をしている講座はたくさんありますが、人員が多くない心臓外科などの科は苦しいですよね。そのため、当科では基礎講座にお願いをして大学院生が研究をすることが多かったです。最近ではメンバーが増えてきて、後の項で述べますが、この大学院問題を解決すべく理工学部との継続研究の構築を図っています。大学院というものは、科によっても大学によっても随分異なるため、難しい問題です。正解はわかりませんが、僕は後輩たちに、1～2年間（臨床フリーは半年程度）で大学院卒業に必要なことをしてもらい、大学院卒業後も研究を続けてもらえればいいのではと思っています。**臨床を犠牲にしない、臨床に直結する研究をしながらの大学院生活の実現は可能**ですし、それを実践している施設も多くあると思います。

③学位をとっていない有名な先生もいる

まぁその通りですね（笑）。でもそういう先生はごく一部であるということと、実はそういう先生方も論文は書きまくっているので、臨床の論文で学位をとることはできるのです。一般的な医師が大学院時代に身に付けることを、きちんと臨床を極めていく過程で身に付けているのですから、スーパードクターだと思います。なので、大学院に行かなくてもいい理由にはならないかもしれませんね。そして学位をとっていない有名な先生の中には海外留学を経験している先生もいるので、仕事のバランスをとるうえで国内での学位を選択しなかっただけかもしれません。ちなみに海外留学で書いた論文を学位論文にする先生もいます。

☯正解はわからないけど、正解に導くことはできる

煮え切らないことを書き続けていますが、僕は腰を据えて大学院研究ができなかった者の一人です。臨床をしながら大血管手術で使用する新しいデバイスの研究開発をし、特許も申請して、さぁこれから！ というところで今の立場になることが決まりました。論文など基準は満たしていたため大学院期間を短縮し、少しもやもやが残るなか、卒業しました。幸いなことに僕自身は大学には残っているので、後輩の大学院研究をデザインし手伝うことで、自分が**大学院時代にやりきれなかったことを今勉強**しています。後輩たちが、大学院時代に勉強した内容や行った研究、書いた論文が自身の力になったと思え、それらが彼らの**研究マインドの礎になればいい**なと思って指導しています。

ということで、大学院問題は難しく、長いこと書いた割に僕はかっこいいことは言えません。ですが、**大学院なしできちんと世の中に発信できる力をつけることは難しいため、大学院には入っておいたほうがいい**と思います。大学院に入らない人も、臨床を極めて、臨床のいい論文を書いて学位をとるぜ！ くらいの意気込みで頑張ってほしいです。

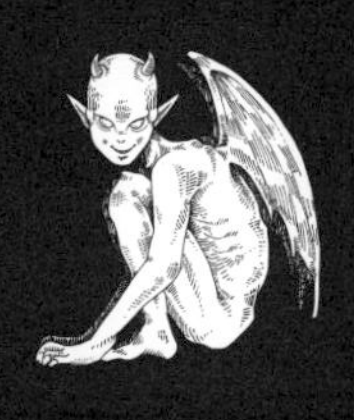

臨床に差し支えない大学院生活は可能だが、
施設や指導医次第なところが大きい
研究メソッドやマインドを十分身に付けるにはハードルが高いが、
大学院に行かないという選択肢もある

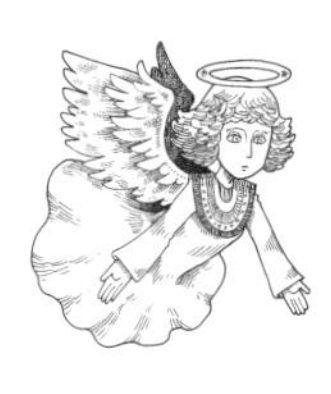

大学院は、卒業するという結果よりも
卒業までの過程で得られるものにメリットがある

Column

ともに学術活動にいそしんだ日々を振り返って

大和成和病院 心臓血管外科
服部 薫

本書の著者、私の戦友でもある小渡亮介先生から心臓外科医の学術活動について論じてほしいとのご要望を受け、筆を執らせていただいた。

心臓外科医が学術活動を行うことは容易ではない。術後管理や緊急手術で多忙を極めるなか、少しでも早く仕事を覚えることに必死で学術活動どころではないからだ。私や小渡先生は入局当時より学術活動に積極的なほうであった。臨床業務、カンファレンスの準備、学生の指導、すべての業務を終えて時計を見ると信じられない時間になっていることも多かったが、そこから眠い目を擦って学会の準備や論文の執筆に励んだものである（途中で飲みに出かけることも多かったが）。

なぜ私たちがわずかな休養時間を削って学術活動にいそしんだか、きっかけは新人時代に恩師から受けた教育の影響にある。私や小渡先生は、恩師である当時の教授から「医は技術、仁術、そして科学」と教わった。「外科医が手術の腕を磨き（技術）、患者に寄り添う（仁術）のは当然のこと。でも手先の技術だけなら職人には叶わないし、仁術だけなら友人で十分。医業が医師免許を取得した医師にのみ許されているのは、医が科学だからである。故に科学を理解しない者は医師ではない、そんな奴は○○○だ！」私たちはそう厳しく教えられて育ち、教授のその言葉は今も私たちの哲学の中心を成している。今日出来たことが明日も出来るのは当然であり、医療が進歩するためには今日出来なかったことが明日出来るようにならなければならない。そのための技術や知識の伝承、共有こそが科学であり、医師はそれを担う「科学者」でなければならないのだ。大学院での研究活動は、「科学としての医学」を学ぶ絶好の機会であった。自分がテーマとする疾患を持った患者さんとの出会い、手術、臨床データの解析、大学院での研究、これらが一本の線で繋がって成果が見えたとき、自分が長い科学のリレーの一員であることを実感する。私や小渡先生のように臨床と大学院活動を両立する人、4年間を研究に費やす人、いずれの場合も自分のスタイルに合ったテーマを選択することで実りある大学院生活となるであろう。

余談だが、私たちが学術活動にいそしんだもう一つの理由に、「下っ端の自分たちが一目置かれるために、何か一番になれる分野がほしかった」というのもある。この辺りの思い出については小渡先生が語り尽くしていると思うので、ここでは割愛させていただこう。

学会で上級演題発表を目指してみる

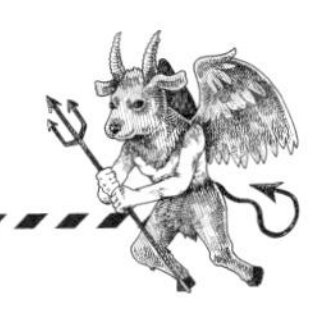

この頃になると、学会発表慣れしてきていると思います。同時に、発表内容をどうするかネタに行き詰まってくる頃でもあります。**この時期からは上級演題（会長要望演題やパネルディスカッションなど）を目指しましょう**。初めからテーマや仮説が指定されているのである意味では楽で、他の施設の発表と自分の発表内容を比べることもしやすいためオススメです。

☯ 上級演題を発表するために

上級演題に関しては、コントロール群を設けた臨床研究としなくてもいい場合があります。ある疾患や治療にフォーカスを当てた内容が求められるからです。ですが、普通に抄録を作ってしまうと当然n数の多い発表に負けてしまうというか、そもそもn数が多い抄録も上級演題に通らない場合が多いです。学会の抄録は採点されたうえで選考されますが、この**採点の基準には研究の独創性などが含まれる**ため「当院における200例の経験」とか「○○の長期成績」という抄録では点数が低くなるよう作られています。

独自性を出してチャンスをものに

タイトルに関しては「○○の△△に対する有効性」のように**結果をはっきりと述べる**ものがいいです。ですがこういうテクニックは、論文系の良書が増えてきたおかげで多くの方がわかって実践しています。ですので、歴史ある大きな病院と肩を並べるためには、他の施設と違う方針でやっている部分にフォーカスしてタイトルにすることや、あえてマイノリティな術式や治療方針を前面に出した報告をするといいでしょう。上級演題も似通った報告だけだと運営サイドも困りますので、方針以外にも治療の評価方法に独自性があると採択のチャンスが広がります。

すべてはトレーニングになる

最近発表した僕の演題は、段階的に手術が必要な先天性心疾患をもつ小児の治療方針に関するパネルディスカッションです。この疾患では1回目の手術で動脈と肺動脈の間にシャント（バイパス）をつないで、2回目の手術では上大静脈と肺動脈の吻合を行います。2回目の手術の際に、国内外の7〜8割の施設では1回目につないだシャントを外すのですが、うちでは残していて、その遠隔成績が実はいいんですよ、という報告をしました。**方針がマイナーゆえに選んでもらえた**のかもしれません。また、手術に関する徹底討論をする上級演題では、解剖が非常に難しい疾患に対して3D心臓モデルを事前に作成し、そのシミュレーション通りに手術を行えたことに関して報告しました。たまたま、これまでの典型的な疾患分類の中に入らないタイプの心臓であることを3Dモデルで指摘できたことも含め、**これまでなかった評価や術前シミュレーションをしたという点でいい評価がもらえた**のかなと思っています。上級演題は通らないことも多いですが、**大きい施設の方は真の研究報告能力を磨く修行になりますし、そうでない施設は“アイディア新規性”を考えるトレーニングにも、論文のabstractを書くトレーニングにもなる**ため、どんどんトライしていきたいですね。さぁ、ここまでくると論文を書くための土台はだいぶできてきていますよ！

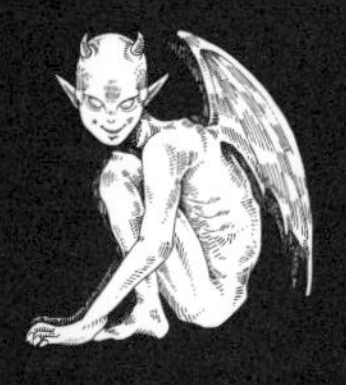

ここまでの過程に
論文作成のためのエッセンスはほとんど含まれている

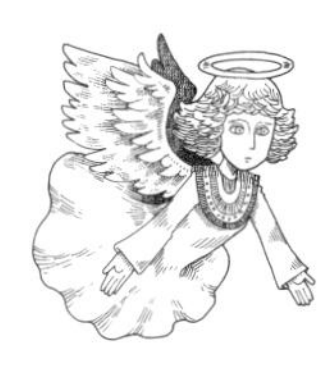

上級演題に採択されるための大事な要素
・人とは違うところにフォーカスを当てた独自性
・クオリティの高い抄録

論文を頑張って書く

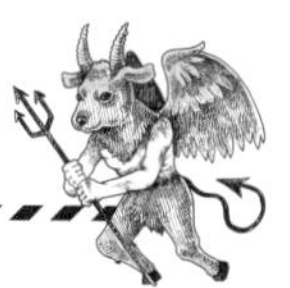

やっと論文の話題来たよ〜‼ と思う方も結構多いのでは…いや、むしろ飛ばしまくって最初にここを見ている人も多いかもしれません…。ですが見ての通り、ここにきてもまだタイトルはフワッとしています

先に言います。論文を書くことを一番の目標としているのなら

オススメ Best1『論文作成 ABC：うまいケースレポート作成のコツ』（松原茂樹 / 東京医学社）

オススメ Best2『なぜあなたは論文が書けないのか』（佐藤雅昭 / メディカルレビュー社）

オススメ Best3『臨床研究立ち上げから英語論文発表まで最速最短で行うための極意』（原 正彦 / 金芳堂）

などの**論文指南書を見れば大丈夫**です！ オススメ順でベスト3を書きました。**実はこれらを見て自分で頑張れば、ある程度論文の書き方は覚えられます**。僕にこれらの本以上のことは言えませんし、上記の著者3人は神レベルにリスペクトしています。ここでは論文について現実的な話をしたいと思います。方法論は後半で書きます。

☯ 論文作成は「非常にコスパが悪い」作業

僕は論文は書くべきと思っていますが、それでもコスパの悪い作業だと思っています。論文作成は「とても時間と手間がかかる」と言えばお行儀がいいでしょうか…。医師、特に外科医はチャチャっと物事を済ますのが好きですし、そういうのが上手です。学会発表も慣れてくると1週間でそれなりの準備ができてしまい、スライドも数日で作れるようになります。ですが、論文はそうはいきません。ここからは症例報告の話をしますが、慣れてきても、仕事をしながら1週間で論文を完成させるのはほぼ不可能です（たいてい考察がひどいことになります）。

動機は不純なほうが頑張れる

論文には推薦などで書くケースなど例外はありますが、**基本的に締め切りがない**ことが多いです。学会の演題登録など、締め切り延長を見越しながら作業している人はいませんか?! そのような**スケジューリングの中に論文作成を組み込むことは最も難しい**です。論文を書くためには行動変容が必要ですし、論文を書いている人をよく見てみると、書かない人とは異なる働き方をしているのに気が付きます。論文指南書の内容はどれも素晴らしいですが、論文を書くためにはある程度の下準備が必要だと思っています。本書でここまで書いてきた内容は、その論文作成に必要な下準備について述べてきたつもりです。

どうしてそんなコスパの悪いことをするのでしょうか…？ 最初は「専門医や指導医取得のため」「書けないやつと思われたくない」「IFほしい！」などの理由が多いと思いますしそれでいいと思います。動機は不純なほうが頑張れます。

☯ まずは続けて書く

論文は3編くらい書いてくるとだいぶ慣れてきます。そして、その作業中にだんだん頭が冴えてくるような感覚に気付きます。自分が経験した症例について人に伝えるべきことや、そのときには見えなかったこと、参考にした文献内では掘り下げられていない部分などが徐々に感じられるようになってきます。この感覚がわかってくると普段の臨床の取り組み方や感受性が格段に良くなるので、ぜひ**3編程度続けて論文を書いてほしい**と思っています。それくらい書ければ、後は自転車の乗り方を覚えるのと同じでひとまず論文を書くことはできるようになります。

☯ボトルネック問題

初心者が論文を書く際に最も気を付けなければならないところです。締め切りがないため、**筆者だけでなく指導医も添削が遅れがち**です（頭になんか刺さって痛い！ ）。初めての学会発表と同じで、指導医は論文作成や指導に慣れている先生を選ぶほうがいいです。**外科で言えば、別に発表症例の執刀医など手術に入っている人でなくても論文指導をお願いしていいい**のです。指導医に仲介役となってもらい執刀医や責任者（教授など）に論文チェックなどをしてもらえばスムーズに話が進みます。

どうしても指導医を選べない状況の場合は指導してもらい方に工夫が必要です。まず、**1~2週間後に締め切りを設けて細かい目標をクリアしていく**ことです。一気にやろうと思っても、そもそもおかしな軌道で進んでいては無意味です。この後書きますが、短い期間にできる内容を着実にこなすことが大事です。「論文を書いたけど○○先生が全然見てくれない」はよく聞くセリフですが、半分本当で半分は違います。直すところが多過ぎると本当に大変なので、途中経過を何度も確認することがお互いのために生産的です。

☯プリントアウトしたものでやり取りする

なんか突然アナログになりましたが、皆さん、2週間前のメールを見直しますか?! プリントアウトした用紙を直接渡し「来週末までにお願いします！」と言えば、ボトルネック上司であっても取り組みや返事が早くなります。そして**机に置くよりも、直接渡すほうがいい**です。Wordのコメント機能も便利ではあるのですが、僕はメールで論文をもらってもプリントアウトしてコメントを書き込むか、PDFデータに電子ペンなどで直接書き込んで後輩とやり取りすることが多いです。書きなれた後輩だとプリントアウトでのやり取りがなくてもスムーズにいきますが、最初はプリントアウトでのやり取りをオススメします。本題とずれますが、**仕事ができる人はほぼ例外なく恐ろしいくらいメールのレスポンスが早い**です。

ということで、論文を書くためにとりあえずオススメの3冊は読んでほしいですし、なんとか3編続けて論文を書いてもらえば世界観が変わるので頑張ってほしいです。そして初心者にとって一番乗り越えるべきはスケジューリングとボトルネック問題で、いい上司を見つけてスムーズなやり取りを構築しましょう。自転車と同じで、ある程度は乗って転んで覚えるしかありません。少し論文を書くようになってから論文指南書を見ると、さらに自分の論文の書き方に対する理解に深みが出てきます！

日本語で学会誌に論文を書く

さて、実際に論文を書くことについてですが、言語はどうしようか…投稿する雑誌はどこにしようか…と悩むかもしれません。でもここは、僕も先ほど述べたように**「日本語」で、「学会誌」**を狙いましょう！

英語論文に価値を見出す気持ちはわかりますし、僕も今はほとんど書くのは英語論文です。それでも日本語論文を皆さんに書いてほしい最大の理由は、**国内で重要な仕事を任される場合や、そのような仕事を任せてもらうために必要となるのは日本語の文章力**だからです。日本語論文と英語論文は、もしかしたら根本の部分では一緒なのかもしれませんが、出来上がったものを見るとまったく異なります。日本語で論理だった文章を作成するトレーニングをする機会は、論文作成以外にはほぼないと思います。そして、**何かを任せてもらったり預けてもらったりするためには、見ている人が惹きつけられる文章を書く必要があります**。面白いことに、僕らが論文を書くときには文学的な能力は必要なくて、理路整然と書けばいいと教えてくれている論文指南書の先生方も、そうは言いながらも魅力的で面白い文章を皆さん書かれます。これも普段から文章を理路整然と書きつつ、くどくならない程度に隠し味の一言や文章構成を考えているからこそできる技なのだと思います。**ブレイクスルー（オンリーワンになるため）に重要なのは日本語力**なのです。

☯大事なのはゴールと通過地点

論文を書き始めようと思って早速パソコンを…開けると敗北です(笑)。論文を書き始めると初心者は例外なく道に迷います。自分はどこに行きたかったのか…ゴールはどこなのか…と。

ここにゴールと途中の通過地点だけが書かれている地図があるとします。その地図を参考に、スタート地点から通過地点をきちんと通りながらゴールにたどり着き、空白となっていた途中のルートを記して地図を完成させます。その作業が論文作成のイメージだと僕は思っています。**ある程度自由な作業でありながら、外してはいけないゴールと通過地点が存在する**のがポイントです。ゴールや目標が間違っていると話にならないため、まずは指導医を決定します。手術症例と仮定して、指導医と執刀医が異なる場合、執刀医にも意見を聞いておくと角が立ちませんし、実際執刀医の意見は参考になります。書いていく過程でゴールや通過地点が動くことはありますが、まずきちんとそれらを決定することが重要です。PowerPointやWordで作成してもいいですが、最初はやはりアナログで紙に書き込みをしたほうが頭の中のイメージがそのまま書けてよいです。そしてゴールと通過地点を考えるために過去の報告をよく見る必要があります。論文を書き始める前にこれらをしっかり吟味しないと路頭に迷い、「論文モドキ」しか書けなくなってしまいます。僕は後輩を指導する際、この作業には数日間かけて数回やり取りを繰り返します。

さぁ、地図ができたらとりあえず書いちゃいましょう!

文字数とか気にせず、書きたいことをいっぱい書きましょう！事前に決めた通過地点だけはあらかじめ「はじめに」や、「考察」の段落始めの文章として入れることを決めておきます。通過地点がはっきりしていると、その他の文章がどれだけ通過地点から離れているか、次の通過地点に行くまでどのように蛇行運転しているかなどがよくわかります(少なくとも指導医は)。なんなら通過地点にたどり着けないことや、なぜか同じ道を何度も往復しているような文章も出来上がります。でもそんなものです、僕も未だにそうです。

何度も何度も推敲する

論文初心者は誤解しがちですが、たくさん論文を出している人は文章を書くのがうまいわけではありません。大事なことは、ともかくたくさん推敲することなのです。論文を書く際に一番苦労する部分は考察です。ここに関してはまずたくさん書いたうえで、どれが本当に必要な情報で、どれが必要ないのか、どこが重なっている内容なのか、書いた後に指導医と吟味します。また、筆者は自分の考察に都合のいい文献ばかりを引用してしまうことも多いため、反対意見の文献内容も考察に加えるなど、足し算引き算を繰り返します。そして**最も重要な作業は、文章の入れ替え**です。この部分とあの部分を取り換えてみたらどうだろうか、この文章の前半部分と後半部分を入れ換えてみたら…など、パズルを組み替えるような作業が重要です。その作業をしていると、能動態と受動態どちらを選択すべきかが変わり、文章に合う「てにをは」も変化してきます。よく「○○先生に見てもらったら何回も直されて、一周回って結局最初と同じになったよ」なんてことも聞きますが、実は同じではありません。吟味していくうえで形を変えていることが多く、最初と同じようになったと思っても、その**微妙な違いは論文の「見た目の良さ、読みやすさ」に大きく影響**します。

☯ 音読のススメ

なんか小難しいことを言い始めてしまいましたが、いい文章を作り上げていくために皆さんにしてほしいことは簡単です。**音読**です。

画面上で自分の書いた文章を眺めていると充実感が溢れますが、紙にプリントアウトして場所を変えて音読するとすぐに気付きます。日本語おかしい！ と。書く段階ではこの言葉を入れたい、この文章を入れたいということがその場その場で先行しますが、書き終えた後に音読すると前後の関係や全体のバランスが取れていないことに気付きます。そこで、入れたかったカッコいい単語を平易な単語にしたり、全体のバランスを整えたりと、再考する必要が出てきます。音読か〜、簡単じゃん！ と思うかもしれませんが、書き上げた満足感からか、「音読します」と言いながら黙読だけして指導医に原稿を渡している後輩は多いように思います（笑）。音読、超大事です‼

論文を組み立てる

「はじめに」

どこまで考察と分けるか、どこまで書くかなどが音読することで見えてきます。基本的に known（これまで言われていることや、わかっていること）⇒ unknown（わかっていない、あるいは controversial なこと）を書いて、今回の報告がどんな報告か（unknown を埋めるような報告であるか）を述べる形になります。

「症例（case presentation）」

学会誌の他の症例をマネればいいだけです。和文誌は英文誌と異なり、院内プレゼンのように一通り述べないといけない空気感があるため、慣れないうちは他の報告のマネをすればいいと思います。慣れてきたら重要でない所見や検査を外すこともできますが、結局査読の段階で追記を求められることもあります。ここは淡々と書きましょう。

「考察」

松原先生の本を見ながら書きましょう。古き良き（?）書き方をする論文では「○○はどういう疾患で、○○年に○○によって報告され、国内からは○○らが報告した疾患である」と総説的に始まることが多いですが、これはあまりオススメしません。ここでは松原式に**トピックセンテンスから書き始め**ましょう。「本例の経過から○○がわかった（示唆された）」といったふうに、最初にドーンと言いたいことを書いてしまうのです。これを書くことによって「何を言いたいのかわからない」と査読者に言われることがほとんどなくなります。**トピックセンテンスの内容こそが、最も大事な論文の通過地点**となります。考察内で述べる内容について、松原先生は“2つ分かった法”を提唱しています。ですが、本当に2つもわかるようなケースにはなかなか出合わないことと、無理やり2つわかったように書いてしまうと内容が散らかっている印象を与えてしまうことがあります。ですので現実的には松原先生が提唱する**“なんちゃって2つ分かった法”**がおススメです。外科としてはトピックセンテンスでわかった（unknownを埋めること）をドーンと書いて、次の段落でその裏付け（理論武装）を述べます。さらに次の段落で、その疾患の診断や手術に関してためになったトピックスを述べます。これにより、話の内容がそれずに、むしろ考察のなかで外科症例として掘り下げるべき部分にフォーカスを当てたような内容ができます。**査読の段階で最も修正を求められるのは考察**です。この形が崩れてしまうことも多々ありますが、指導医も査読者も松原式の書き方のほうがわかりやすいので、僕も後輩にはこの方法で統一して指導しています。

「結語」

正直なところ、和文論文の結語は「はじめに」の最後の部分を書いて「考察」のトピックセンテンスの一部を改変して載せることが多いです。トピックセンテンスを考察の最後にするのが好きな上級医もいますが、そうすると考察のラストと結語が重なるので、僕はひっそり投稿時にトピックセンテンスは元の位置に戻しています（すいません笑）。結語なので、新しい文章が出るとそこを突っ込まれたり、症例報告でそこまでは書き過ぎと言われたりすることもあります。直すのがそれほど大変ではない部分なので、**少し攻めた書き方をするのはアリ**かも⁈

残り7合

さぁ、これで結語まで書きました。いや～大変だった、頑張ったなぁ～！ と思いますよね。この段階まで来ると後輩たちも「だいたいできました！」と言ってきます。

…

…

お気付きですか？

はい、残念ですが…

まだまだ全然できていないのだぁ～

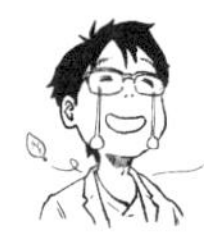

すいません、やる気を削いでしまうようで…でも本当です。早いうちに知っておいたほうが傷は浅いので、あえて書きました。ここまでは勢いだけでとりあえず文字数は埋められてしまう部分なのです。感覚的にはまだ3合目です。ただ、初心者は自分で最後まで乗り切る必要はありませんから安心してください。さて、残りの7合です。

「参考文献」

本文を書きながら入れていかないと、後でやろうと思っても参考文献の内容を忘れて入れられない、間違った順番で載せてしまうなどトラブルが多発します。EndNote™など文献管理ソフトがあり、操作に慣れている人はいいですが、そうでない人は筆頭著者＋雑誌の略語＋年代など簡単なタイトルを「(Tanjiro ATS 2020)」のように書いておきましょう。最初から番号だけで振ると参考文献欄に文献を書いておく必要が生じ、文章を修正中、これを入れ替える作業で間違いが生じます。僕は投稿前の段階で番号と参考文献欄を埋めるようにしています。さらに、参考文献を初心者が間違えずに書くのは困難を極めます。投稿規定をよく見て、まず一つ書いてみましょう。それが正しいかどうかを指導医に確認し、それに合わせて次々書きましょう。引用元にはあった括弧付きの数字やDOIとかってのをなんで書かないんだろうとか、不思議に思うでしょうがそういうルールなのです。雑誌によって筆者の人数を何人まで書くかも違うので気を付けましょう。英語論文の場合は参考文献の書き方も校正業者に直してもらえますが、和文論文はそこが盲点になるため名前の書き方含め（firstネームとfamilyネームの順番）注意が必要です。参考文献を書く作業は、コンディションのいいときに一気にやることをオススメします。参考文献の書き方には厳しい査読者が一定数いるので要注意です。その影響か、僕も査読の際に書き方の間違いを指摘することが多いです。**参考文献で手を抜く人は、論文全体の完成度が低い人が多い**気がします。

「Figure、Table」

ここまでくると、もう許して…という感覚になり、作業がテキトーになりがちですが、**FigureやTableこそ、あまり文章全体を見ない人にも伝わるように気合を入れて作る必要があります。英語論文では**「The Figure is excellent！」と書いてもらい、**acceptのきっかけになるようなこともあり超重要**です。ですので、ちょっと理由は異なりますが佐藤雅昭先生が提唱されるように、Figureから作成するのもいいと思います。症例報告の場合は学会発表の段階で論文のFigureにも使えそうな写真などが入っているので、自然と佐藤式になっていることが多いです。

「Figure」

外科であれば手術シーンが重要で、ここしかない！というシーンを0.1秒単位で何度も前後させてベストなシーンを選びます。できるだけ手や頭が映っていない、焦点が合っている、ライトもいい具合に当たっているシーンを載せたいので、要所はわかっていても、切り出すのに最低数十分かかる作業になります。そもそもそのようなシーンはほとんどないので、どの要素を重要視するかとても悩みます。その後矢印などを入れますが、矢印の位置や色、大きさもいろいろ試し、目立ちながらもFigureの邪魔をしない矢印を添えましょう。さらにわかりやすいFigureにするため、写真の脇にシェーマを添えることもあります。

「Figure legend」

なにそれ?! ですが、論文ではFigureとその説明（Figure legend）は別々に書きます。FigureはPowerPointで作成し、その説明はWord本文の後ろのほうに書くことが多いです。投稿規定を見るときちんと書いてありますが、こういうのも含めやはりその雑誌のテンプレートがあると助かります。Figure legendは英語で書く必要があります。Abstractとまとめて校正業者にお願いしても数千円なので、これはきちんと校正してもらえば問題ありません。

「Table」

Tableに関してですが、こちらはどういうことか本文とは別のWordファイルで提出するか、本文後ろのほうに書くことが多いです。このあたりも初心者は混乱します。TableはExcelで作成してWordに移すことが多いと思いますが、文字や段落がずれまくったTableができてしまうことが多いため、**まずは自分のもつイメージを手書きして、それにきちんと合わせたTableをパソコンで作成したほうがいい**と思います。

FigureやTable作成に関しても「思いやりが大事なんや」と僕は教わってきました。作成そのものは技術ではあるのですが、どうすればもっと伝わりやすくなるかなと考え続け、**時間をかけて構想を練ることは**たしかに**思いやり**なのだと思います。ここにきちんと時間と手間をかけることが大事です。

「要約」「Abstract」「タイトル」

さぁ、ここまで来るとようやく終わりが見えてきました。ただ実際は、これらを完成させるためには本文の内容が洗練されている必要があるため、ここで推敲の作業を挟んで、大きな変更が必要なくなった段階で要約などを書くことになります。**初心者の場合は 5~10 回推敲を繰り返す**とかなり論文らしい内容になります。僕が後輩の論文を一緒に推敲する際はあまり内容を直さず、査読のようにコメントを入れまくって後輩に返し、直してもらっています。

「要約」

これはもう本文が出来上がっているので、「はじめに」の部分は書かず、「症例」部分の必要情報だけを抜き出し、さらに「結語」部分の要所を書くとひとまず形になります。要約では、多少本文と違う言い回しをしても査読で訂正を求められることは少ないので、文章の長さに合わせて言い回しを換え、物足りなければ「考察」のトピックセンテンスを少し加えるなどしましょう。テクニックを教えていなくてずるい感じはしますが、ここまでの作業をしていると頭の中が洗練されており、結構要約は書けてしまいます。うまく書けないうちは、こここそ指導医に任せていい部分だと思います。

「Abstract」

無理に日本語を英語に直訳せず、シンプルな言い方ができないか考えながら作成する癖をつけましょう。そして **Abstract は必ず校正業者に校正を依頼**しましょう。自分の英語がプロの手によりどのように変わるか毎回確認することで、少しずつい い Abstract が自分でも書けるようになっていきます。

「タイトル」

まずは仮タイトルとして自分の思いをぶつけてみてください。そうすると40文字以上のタイトルになってしまうと思います。その中で自分がポイントと思っている部分や外せない単語をチェックし、それらを含んだタイトルをたくさん作ってみましょう。その中で**気に入ったものを3つ程度選んだうえで指導医とディスカッション**をしてタイトルを決定すれば、きっといいタイトルになりますし、その作業は自分で論文を書き上げるための力となります。僕は少しだけ個性とインパクトをつけるため、できるだけ「○○の1例」というタイトルにならないように「1例」を入れないタイトルにしていますが、査読者に直されることもままあります…（笑）。

☯ 論文を書いてみて見えてくること

長くなってしまいましたが、論文を自分で書けるようになるためにはまだまだ知っておかなければいけないことや身に付けなければいけないことがたくさんあります。**論文で最も大事なのは推敲**で、それは勢いで書かれた思い入れまみれの文章を、時間をかけて何度も書き直し、冷静な科学的文章にする大変な作業です。ですが、論文を3編書きさえすれば、わかってくることが増えるはずです。なんとか自力でできるところまで頑張って書き、3編書き終えた頃に、冒頭で紹介した論文指南書を見直しましょう。そこで大きくステップアップできるはずです。最初が一番つらいですが**この第一歩を乗り切ると論文を書くことの楽しさも見えてきます**ので、何とか乗り切りましょう！

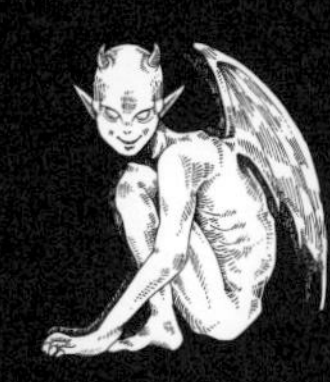

推敲！　音読！　推敲！　音読！　推敲！　音読！
思い入れまみれの文章を、科学的文章に仕立て上げろ！

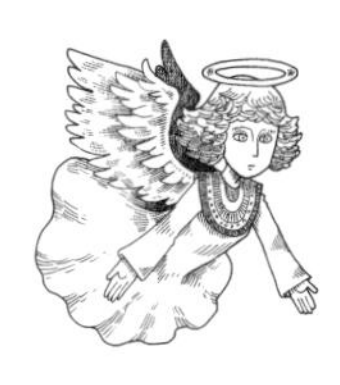
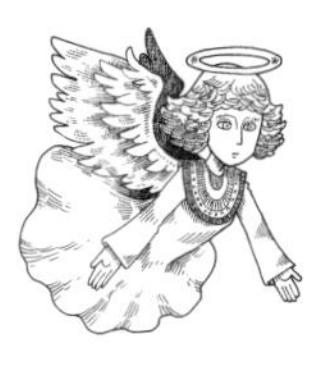

論文慣れするためには、つらくても続けて3編論文を書こう！
支えてくれる指導医の選択、その指導医とのやり取りが
スムーズな論文作成のカギを握る

投稿、査読後再投稿

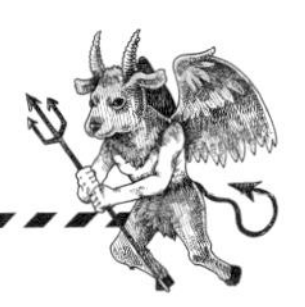

なんとか書き終えたと思っても…ここからが大変なのです。でもここらあたりは上司任せでもいいと思うので、気楽にお付き合いください…。

いよいよ投稿、その前に

投稿ですが、雑誌によって多少の違いはありますが多くの雑誌は共著者のサインが必要になります。また、COI（利益相反）の有無に関してのサインもたいてい必要になります。共著者に論文データを渡し、意見をもらって必要な手直しをしたらサインをもらいましょう。和文論文だと reject（不採択）はほとんどありませんが、投稿する雑誌が変わるたびにサインをもらうのは結構面倒です。ですので、もちろん許可をもらってというのが前提ですが、**サインをデジタルサインにしてもらうのも便利**です。直筆の必要はないと思うんです、どうせ PDF データにして添付して投稿することになりますし…。結構 PDF にする作業は多いので、ScanSnap（富士通）など**いいスキャナーを持っていると便利**です。ただ、今のコピー機はスキャンしてメールで送信する機能もあるので、そういうコピー機がある人は不要かもしれません。**PDF データは雑誌ごとにテンプレートとして保存しておくと、また同じ雑誌に投稿する際に便利**です。Adobe を有料版にするなど PDF 編集ソフトも充実させておいたほうがいいでしょう。

投稿したら気長に待つ

ということで投稿になりますが、**投稿後は corresponding author**

（責任著者）しか編集部とのやり取りや論文の編集ができないことが普通なので、最後にもう一度不備がないかをチェックしましょう。Corresponding author の仕事とはいえ、投稿内容に不備があって編集部から返ってきた論文を上司に直してもらうのは気まずいので…（笑）。投稿し、論文が受理されたら1〜2ヵ月は返事が返ってきません。気長に待つか、次の論文を書きましょう。論文は3編くらい抱えていると、煮詰まったときの箸休めで違う論文に逃げることができておススメです。なんでもそうだと思いますが一極集中はつらいです。

☯ 論文が返ってきたら、つらい作業が待ち受ける

そうしてしばらく待つと、論文が返ってきます。9割方、「投稿いただいた論文ですが、審査の結果、一部を修正していただくこととなりました」といったような返事が返ってきます。でも全然一部ではないです。いわゆる major revise（たくさん直してね）ってやつです。**和文論文だと一発 accept（受理）も一発 reject（不採択）もほとんどない**ですし、**minor revise（ちょっと直してね）もほぼない**です。

そして、査読者の意見が添えられていますが、これが泣けます。優しい査読者に当たればラッキーですが、たいてい泣けます。

自分たちで10回程度推敲を繰り返しても、やはり自分たちの論文には…というか症例自体に思い入れというか愛着があります。ですが査読者は、初めて見る論文に対し客観的に査読をするだけです。そのため、**それまで自分たちが気付きもしなかったことや、誤った解釈、追加すべき検討事項などに関し鋭い指摘をされる**ことが多々あります。これまで大事に育ててきた論文を大幅に変更するのは疲れますし、なんか傷つきます。でも不思議と、**査読を終えるとこれまで書いてきた論文がさらに**

良くなることが圧倒的に多いので、ここはやるしかないのです！

心が落ち着くまで寝かせましょう

怒られそうですが…、若い人たちのために勇気をもって言いますと、和文論文の査読では、一定数辛辣な査読者がいます。正直かなりキツイです。ですので、**審査結果が来てもすぐに修正してはいけません。ほとぼりが冷める1週間後くらいにじっくり内容を検討する**ことをオススメします。和文論文は多くの場合、偉い先生が忙しい時間内に査読してくれているので、**コメントが辛辣でも、指摘内容はもっともで**あることがほとんどです。コメントに従い論文を修正すれば、きっといい論文になるのでここは頑張りましょう。査読者は症例報告だと1～2人であることがほとんどですので、負担はそれほど大きくないはずです（originalだと3人前後で、5人くらいの時もある…）。

☯ 最も重要なのは査読後の修正投稿

本文の修正はせずコメントだけ返すということはほとんどないことも和文論文の特徴です。査読者のコメントが質問であったとしても、質問の答えを埋めたり、本文内容を強調したりする形で本文を変更します。Figureがわかりづらいと言われれば最初から作り直すこともありますし、CT画像がわかりづらいと言われればSupplemental fileとしてCT画像を動画形式で載せることもあります（webに載るほか、誌面ではURLやQRコードが載ります）。本文の変更部分は赤文字や青文字で記します（投稿規定や編集部指示に従う）。また、質問や意見に対して別ファイルで著者としてのコメントを書きますが、こちらは本文で行った変更以上に、十分なコメントを載せた丁寧な返事を書きましょう。ここで手抜きをしてはいけません。また、変更部分を「○ページ○行目のコメントを変更しました」などと書きますが、○の中の数値は再投稿直前に書かないと本文内容を修正した際にずれることが多いので地味に注意が必要です。

論文が書けるようになるために超えるべき壁

著者に書いてほしいことがはっきりとしている査読者の先生は多いので、それをきちんと**査読コメントから探る**ことが重要です。また、査読者の意見に合わせて論文を書き直すと、全体の整合性を図るために他にも変更しなければいけない部分が出てきます。**2週間以内には再投稿したいので、実質1週間くらいで作業をしなければいけません。再投稿までの作業こそが最も重要で、「自分で論文が書けます」と言えるために超えるべき壁**になります。少しずつでもいいので、上司にすべて任せるのではなく自分でも対応できるようにかかわっていきましょう。

☯ 目標を決めてやりきる

この査読、再投稿のやり取りを数回行うと、晴れて「投稿いただいた論文ですが、採択となりましたことをお知らせします」とメールが来ます。あぁ、よかった…と、つらかったことを忘れさせてくれる連絡です。**悪いことは忘れて次の論文に**行きましょう（笑）。専門医や指導医取得に必要な論文数はその分野によって違うでしょうが、**外科、心臓血管外科の指導医は5編の筆頭論文が必要**です。3～5年で書いてしまいましょう。後で書こうと思ってもなかなか書こうと思う気持ちはなくなっていく一方で、実際学年が上がってから論文を書き続けるように変貌した人はほとんどいません。

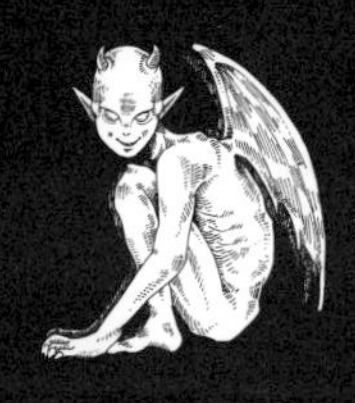

厳しい査読に対しては、
1週間程度休憩をはさんで、その後1週間以内に対応するといい
平常心で臨むため——

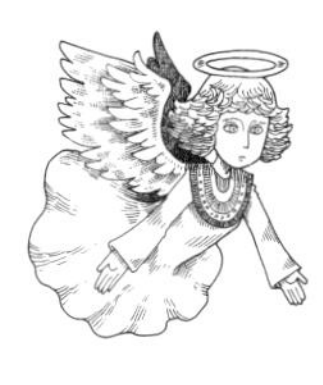

投稿、査読後修正は不慣れなうちは対応が難しい
査読者から辛辣な意見をぶつけられることも多いが、
論文をより良いものにするため、誠実な対応が必要

論文を頑張って書く（英文編）

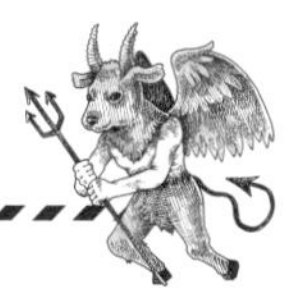

なんか論文（学術系）の話ばかり続いて嫌になりますねぇ…。これを書きながら再認識していますが、**医師10年目くらいまではほとんど検査や手術手技の優劣はそれほどつかない**です。心臓血管外科で考えてみても、スーパーテクニックが必要な手術はほとんどなく、たとえスーパーテクニックを身に付けていても、普通ならばそのような手術を若手がやることはまずありません。もちろん腕を磨くことは重要ですが、手術に全振りせずに学術にも力を入れ、特に**論文を書けるように**なってください。10年目を超えると仕事も責任も増えて、文章の書き方を教えてくれる人も減り、自分も一から学ぶのがしんどくなってきます。10年目くらいまではポストというか自分に対する需要がたくさんあるため、現場でバリバリ頑張ってさえいればどんどん頼られ活躍できるのですが…**10年目を超えたあたりから少し風向きが変わります。ポストは限られ、一部のタイミングと運がいい人以外はきちんと学術活動をし、必要な書類業務をきちんとこなせないと、もうワンステップ上には行けなくなってしまいます**。そこでつまずく人をたくさん見てきました。上る途中で梯子を外されているようで切なかったです。そうならないためにも、多くの人に学術力をつけてほしいです。

☯ 大変だけど憧れるのが英語論文執筆

前書きが長くなりました。和文論文は大事ですが、やはり英語で論文を書くのって憧れがありますよね。英語論文を書く際も、和文のところでオススメした論文指南書を見ながら書いてほしいですが、英語論文を書く際は、『アクセプト率をグッとアップさせるネイティブ発想の医学英語論文』（前平謙二／メディカ出版）は必須図書です。この本には衝撃を受けました。たまたまメディカ出版の本ですが（笑）。ほんとネイティブの英語論文を見ているとよく出てくるのに、自分で英作文をするとなかなか書けない表現がこの本ではたくさん紹介されています。

まずは環境整備

英語論文を書くのは大変です。**効率よく論文を書くために環境は重要**です。形から入りましょう。僕は英語論文を書く際はデュアルディスプレイの左画面で医療翻訳ソフト（MED-Transer）、ネットのWeblio辞書や翻訳サイトDeepL、PubMed®、PDFファイルの必要な画面をその都度出し、正面のメインディスプレイで自分が作成するWordやPowerPointの操作をします。手元には辞書代わりに前平先生の本を常に置いています。外勤先にもモバイルモニターを持って行くことが多いです。はっきり言いますが、**英語論文執筆はデュアルディスプレイ**じゃないときついです。

書く前に投稿先を決める

英語論文を書く際は、まず投稿先を決めなければいけません。「とりあえず書いてみる」で進めてしまうと、結局どこかで雑誌の投稿規定に合わせるため大きく原稿を直さなければいけなくなるのでやめたほうがいいです。最近はオープンアクセスジャーナルが増えていますが、たいてい10万円以上の投稿費を取られるので、お金を出してでもできるだけ早く確実に論文を世に出したい場合以外はあまり投稿先としておススメしません。

捨てる神あれば拾う神あり

どの雑誌に載せるか決めるのは簡単で、よく学会で引用されている雑誌を目指したいですよね。IF が高い雑誌がすべてではありませんが、東大生が「学歴なんか関係ない」って言っているのカッコいいですしね…。ということで IF のついた、学会などでよく引用されている雑誌をまずは目指しましょう。ケースレポートを載せてくれる雑誌は減ってきているので、競争率も高くて大変です。採択率は 30% を切ったりするので、覚悟が必要です。分野によって違うでしょうが、**心臓血管外科領域で IF3 を超える雑誌は少ない**ため、投稿してもなかなか採択には至りません。そして投稿規定が大きく異なる雑誌に再投稿する場合は、原稿を大幅に修正しなければなりません。ある程度 **reject を前提に、3 つ目くらいまで投稿先を考えておきましょう**。投稿先の選定には慣れが必要なので、最初は指導医任せでいいと思います。

Reject にも editor's kick という、査読にも回らないで数日以内に連絡がくる reject もありますが、査読に回ると 1〜2ヵ月後に reject の連絡が来ることが多いです。Reject を繰り返し、4 つ目くらいの投稿先で accept になると、もう論文を書き始めてから 1 年以上経っていることになります。つらいですが、僕らも臨床系 2 つくらいが reject にあって、エンジニアもかかわる雑誌で reject され、それでも最後にあえて IF2 以上の病理学関係の雑誌に投稿して accept された論文もあります。捨てる神あれば拾う神ありと信じて頑張るしかありません（笑）。

Reject も勉強。傷ついた心もいつかは晴れる

1 つの Case report で 4 回くらい reject になると、選択を迫られます。投稿料の高い（安いものもありますが）オープンアクセスジャーナルに

投稿するか、お蔵入りにするかの選択です。論文指南書の先生方はお蔵入り論文がないと書いている人が多く、凄いなぁと思います。自分はお蔵入りがそれなりにあります。授業料かなと思っていて、どこにも通してもらえなかった理由を考えるのも結構勉強になりました。**Reject 祭りになる原因**としては、**圧倒的に書く前の調査が足りていない**ことが挙げられます。論文にする価値や、自分の論文のウリがわかっていませんでした。この苦い経験のおかげか、幸いこの3年くらいはお蔵入りすることはなくなりました。深く傷ついた記憶も、不思議と3年もすれば薄れるものです（笑）。

英語論文の書き方

方法自体は和文と変わりません。「Case」の部分が和文よりもかなり簡潔になります。なんせ word limit が単語数で 1,000〜1,500 くらいなので、書いた後にもどんどん削る必要が出てきます。そしてその分「Discussion」の内容を充実させる必要があります。ここでも松原式“なんちゃって2つ分かった法”です。**論文の出だしはすべて「Our experience indicates…」や「Our experience highlights…」でいい**と思っています。これがはっきり書けない論文はあまり価値がないと思いますし、このトピックセンテンスの内容に関し、価値がないと評価された論文はやはり reject になります。査読の過程でこのあたりの書き方が変わることはありますが、**査読者が興味を持ってくれるよう、トピックセンテンスを最初に書くことは必須**だと思います。意外と大事なのは、2つ目のわかったことです。和文論文のときと同じで、みんなが陥るポイントやその回避方法などを後半に持ってくることで、スマートな治療をしたスマートな論文を書いた、いい報告に見えます。

なんちゃって２つ分かった法

応用例として、今はあまりやられていない、昔よく行われていた術式で治療された症例の「遠隔期合併症に対する手術例」を挙げます。

１つ目のわかったこと

昔よく行われていた術式の遠隔期にはこんなユニークな解剖学的特徴がCTで見られますよと述べます。この遠隔期合併症は昔の外科医も経験していたと思いますが、現在はCTなど画像診断が良くなっているので、古い術式における遠隔期のCT画像を供覧するだけで当時はわからなかった価値が一つ出せます。

２つ目の（なんちゃって）わかったこと

そのユニークな解剖学的特徴ゆえに発生する手術の難しい部分や、それをうまくやる方法、逃げ道として考えておくべきことを掘り下げました。

このように内容を２つに分けることで、論点が絞られた論文になりました。この論文は、レジェンドと言われるような先生に査読していただき（なぜか自己紹介してきたけど、査読者は素性を明かしてはいけないという査読ルール上いいのだろうか…）、一文を修正するだけのminor reviseのあと、すぐにacceptされました。

…どっちにしてもBye!?

Case Reportで大事なのは、自分の報告が珍しいことを強調しつつ、一般的に起こり得ることだよと訴えかけるバランスです。珍しくないものを報告しても「Congratulation！ 何も新しいことはないね！ Bye!!」という返事が来ますし、あまり珍しいことを強調すると「こんなのに今後出合うことはないでしょうね」的な返事が来てrejectになります。泣けます。僕の場合は、最初は珍しいことにややウェイトを置いてともかく reject を回避し、査読の過程で論文内容が一般化でき、読者にも役立つ内容だと思わせるように修正し、discussion を充実させていくイメージで論文を書いています。後輩にもそのように指導しています。

値段もサポートも高いほうがいい

書いている途中でゴールや途中通過地点を見失っていないか何度も確認しましょう。日本語でも大変な作業が英語になるとさらに大変です。そして、**2~3 回論文を推敲したら校正業者に出してしまいましょう**。校正業者はお願いすれば論文内容に関する意見もくれます。**校正に出す際のポイントは**「**最も値段が高くてサポートが手厚いサービスを利用する**」ことです。こんなところでケチってはいけません、マジで。

校正業者で利用したことがあるのは「editage」「enago™」「FORTE」です。日本人的に利用しやすいのは editage だと思っていますが、enago もかなり丁寧に対応してもらえます。完全に好みの世界です。「とりあえず生（ビール）！」的な感覚で言うなら「とりあえず editage！」なのかもしれません（笑）。

なぜ値段の高いサービスのほうを申し込むのかというと、**365 日何度も校正できる**のと、**reject 後に投稿先が変わっても対応してくれる**からです。ケチって安いサービスにすると、reject 後、投稿先を変えたときにまた追加料金が発生するので高いサービスのほうがいいです。

校正業者と指導医との推敲を繰り返す

校正提出後は校正業者から意見や質問がもらえるので、そこを含めて指導医と論文の方向性に関して確認をしましょう。校正業者側に対して、「こういうことを言いたいけれどどうしたらいいか」「例えばどういう論理展開の選択肢があるか」など書くと向こうも意見をくれます。校正業者の添削は本当にすごく、全体がすっきりします。変な話 introduction や discussion で引用文献の一部をコピーしても、全体のバランスを見て言い回しを変更し、オリジナリティのある文章にしてくれます。そんななかでも**校正後の論文に変な文章や展開が含まれる場合**がよくあります。そこはたいてい**自分たちが言いたいことと、校正業者が読み取った内容に大きな差がある**部分であり、修正の必要があります。校正業者が「誤解」している部分は査読者も誤解して reject につながる恐れがあります。ついつい早く論文を投稿したくなりますが、校正業者と指導医との推敲を 3 回ずつくらいは通して、論理展開や文章をスマートに仕上げなければいけません。

☯ Reject 論文

基本的に査読者は reject にする理由を探しています。僕も査読をするときに、質の高くない論文を見ると「あぁ、これは reject 論文だ、良かった」と思ってしまいます。正直に言うと **reject 論文の査読は楽**なんです。いい論文の査読をすると感動もしますが「やば、これ掲載になる論文じゃん…」と正直思ってしまいます。論文を accept に値する物にする作業は、査読側としても手間暇だけでなく、プレッシャーがかかる作業です。ですので、読みにくかったり、わかりやすい落ち度があったりする論文を簡単に reject にする査読者は多いと思います。困ったことに、査読者の言っていることがめちゃくちゃでも、reject になってしまうと基本的にもうどうしようもありません。なので、**筆者、指導医、校正業者が納得するレベルまで論文を仕上げて投稿しないと泣きを見る**ので注意です。

Figure に厳しい

海外の雑誌だと、Figure の画質規定が厳しいです。提出様式も PowerPoint ではなく TIFF 形式で提出しなくてはいけないことも多いです。GIMP2 などのフリーソフトでも対応可能ですし、最近 PowerPoint でも TIFF 形式の保存が普通にできます。論文指南書には Figure の作成の仕方も書かれているのでチェックしてみてください。

英語論文の投稿

そして投稿ですが、慣れないとかなりきついです。なんていったって全部英語ですから。投稿後に編集部から投稿の不備を指摘され、どうすればよいかわからなければ、それも校正業者に相談すれば対応してくれます。

投稿した後は、待つのみです。**アドバイスはズバリ、「期待しないこと」**です！

7 割が reject

Reject はつらいです。未だに僕も reject が来るとその日はずっと発狂しています（笑）。アメリカやヨーロッパの雑誌だと午前 5 時前後にメールが来ることが多くて、reject メールを見ることから一日が始まり、そこから仕事を頑張らなければいけないことはよくあります。Reject 慣れするのが論文を書き続けるコツかもしれません。

運よく（?）reject を免れたら

Major revise で来た場合は気合を入れましょう。論文指南書では最初の reject さえ免れれば accept に行ける！ と書いていますが、僕は 3 回くらいそこからの reject を喰らっています。Revise まで行って 2 回以上やりとりしてからの reject は物凄く時間と手間、やる気のロスになりますので、**全力でrevise後の対応をする**必要があります。**特に査読者が3人いる場合は、2人の査読者のうち1人がrejectの判断をして3人目が登場している場合が多く、reject寄りになっていると思ったほうがいい**です。僕らの3件のrevise⇒rejectは、いずれもそのパターンでした。同じパターンでなんとかacceptまでもっていけたものもありますが、かなり注意です。

ではどのように注意すべきか

和文論文以上に査読に対する返事が重要です。国際学会を見るとわかりますが、海外の人は質問に対する返事が非常に長いです。相手がきちんと納得するまで詳細に質問に答えるのは、かなり日本人の質疑応答感覚とズレがあります。質問に対する回答が10行くらいになって、ちょこっとしか文章が変わらない、あるいはまったく修正なしでOKな場合もあるのが和文論文とは全然違うところですね。**文章が長くなるとほころびも見えやすくなるため注意が必要**です。この点においても**校正業者が必須**です。基本的に査読者の意見に対しては前向きに、きちんと対応しますが、よほど言っていることがめちゃくちゃな場合はeditorに相談することもあるようです。前教授がそのような対応をしてacceptになっていましたが、僕はまだそこまでできる力量はありません。

可能な限り2週間以内に再投稿

何度か査読を繰り返すと、あるとき「It is pleasure to accept your manuscript…」と飛び跳ねたくなるようなメールが届きます。そのあとは著者校正があり、意外とここで間違いを見つけることが多いのできちんと直しましょう。

でも**基本reject**なんです。僕も、査読内容も英語もめちゃめちゃな査読者に「This is not a case report but just a story」と捨て台詞を吐かれてrejectにされたことがあります。こっちとしては発狂ものですが、次の投稿先さえ決めていれば校正業者にお願いするとほとんどフォーマットを合わせてくれ、すぐに投稿できるような形にしてくれます。新しい投稿先の投稿規定とか、よほど英語や投稿に慣れていないとreject後に見る気も起きないので、reject後こそ校正業者のありがたみを感じます。上記の論文もIFがさらに高い雑誌でminor revise後にacceptされました（笑）。あまりこういう生々しい話は一般的な論文指南書には書いていないですが、本を書かれている先生方はもっといろんなエピソードを持っているのだと思います。みんな苦労してます。

目指せ accept!

ということで、論文は書き慣れていても書き始めからacceptまで半年程度はかかります。なので、慣れないうちは大変ですが、acceptメールはうれしくて何度も見直しますよ、頑張りましょう！

失敗から見えた戦略の大切さ

おまけですが、僕が初めて論文を書いたのは医師6年目で、英語論文でした。英語やん！ 書くの遅いやん！ …ツッコミどころしかありません。書き方もわからず、投稿規定もよく理解しないままとりあえず論文を書き、abstractはボス任せ、投稿も2時間パソコン画面と格闘するもうまく投稿できず、最初の雑誌では3日でreject（editor's kick）。運よく2つ目の雑誌にacceptしてもらいましたが、査読のやり取りがわからな過ぎて吐き気を催しながらやった記憶があります。やはり**論文を書くきっかけも、書くまでのプロセスも、ノウハウも大事**だなと痛感し、自分の失敗をもとに後輩に指導しています…。論文は戦略が大事です、ほんと。

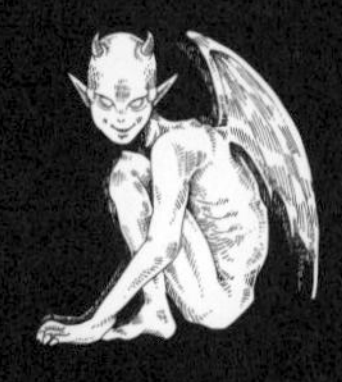

いい論文作成のためには、
パソコンも英文校正もケチらず値段の高いプランを選べ

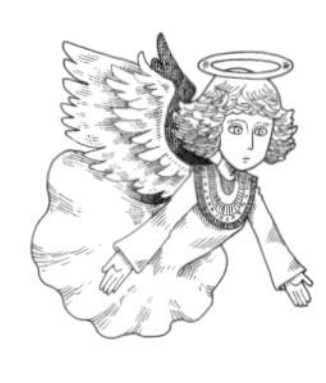

Case repot で大事なのは、
報告自体の珍しさと、珍しいのに一般化できる報告内容
バランスをうまく整えて投稿できればアクセプト率アップ?!

国際学会に行ってみる

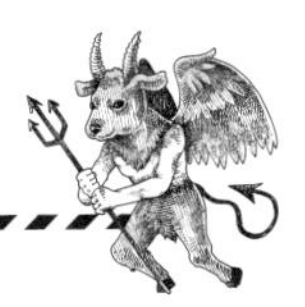

なんか…論文の本みたいになってきましたが、臨床も論文も少し忘れて、国際学会に行きましょう！ …コロナが明けたら。今はコロナ禍でアーカイブで見られるようになり、通常参加費で10万円以上取られる国際学会が5万円程度で見られるようになっているため、ぜひ自分の領域の国際学会を見ましょう。英会話が得意でないと、発表はなんとかわかりますが質疑応答はほぼわかりません。**国際学会での発表を目指す意味でも、世界のトレンドを見るためにも国際学会は見ておく必要があります。**

初めて国際学会を見る

僕はなかなかきっかけがなく、自分の専門の国際学会に行ってみたのは2年前（医師11年目）です。皆さんはもっと早めに世界を見たほうがいいと思います。僕はヨーロッパとアメリカの胸部外科、心臓血管外科学会を見てきました。Original article を毎年出している施設は、なんかやっていることの規模が違うなぁと思わされます。あとはデータベースがしっかりしているんだなぁとも思わされますし、学生が信じられないくらい立派に発表しています。海外はやっぱこうなんだなぁと思わされます。薄っぺらい感想ですが、ほんと**世界が違いすぎ**ます。そんななか、発表している日本の先生を見ているとやはり目の付け所が違って、一般的な手術の一部を「誰にでもできるような簡単で再現性の高いやり方に」術式変更し、2～3年間程度その手術を続けた発表などをされています。標準術式とされていた手術の一部をもっとこうしたらいいと考える、とても**日本人らしくて素晴らしい発表を見ることができます**が、ああいう発表がどのようにして作られたのか、ぜひ発信してほしいですし、発信する場を学会主導で作ってほしいと思います。

見るポイントは質疑応答とスライド

先ほども述べましたが、質疑応答が論文を書くうえでも大事なので、そこをわかる範囲でいいので聴くのが重要だと思います。アーカイブだと繰り返し聴けるからいいですよね。あとはスライドの作り方です。英語ですっきりしたスライドを作るのは僕らじゃ難しいですけど、国際学会で発表されているスライドは大変参考になり、箇条書きで書く際も日本語的な感覚と少し違うので、ぜひ見たほうがいいです。ちなみにスライド英語も校正業者は直してくれます。回し者ではありませんが…、プロの添削って勉強になるので、ここにお金をかけられる人はその分成長できると思います。

☯ヨーロッパは優しそう?

発表するならヨーロッパのほうがいいかもしれません。なんとなく優しい空気感があります。僕は国際学会の発表をしたことがないので、大したことは書けませんが、海外の学会に行くと日本人同士の仲間意識が強くなるというか、国内にいるときにはない日本人の集まりや、そこで聞ける貴重な意見もあります。もちろん、**実績をつけたら世界の先生方との交流が一番の目的**になると思いますが。強制的に診療から1週間離れて、学会を見ながら文化や保険制度もまったく異なる国々の発表から新しい治療法や研究のアイディアをもらえる機会にもなりますし、ぜひ**早いうちから**そういった**世界を見ておく**のがいいと思います。移動や宿泊費、参加費で30万くらいかかるので少し高いけど。

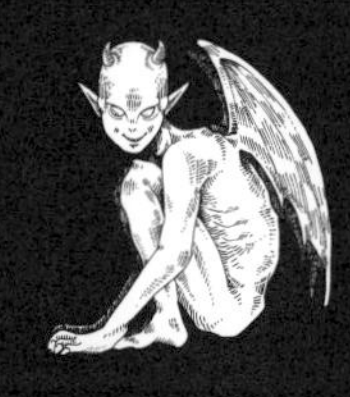

英語スライドのスライドロジーや質疑応答は、国際学会から学べ
実績をつけたら世界中の先生方と渡り合うのも夢ではない

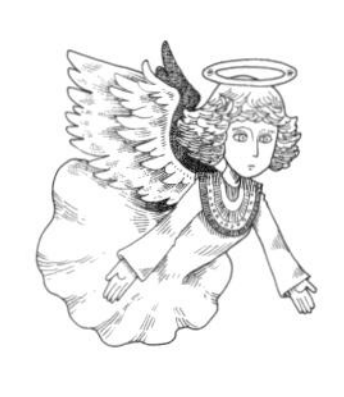

自分が英語の学会発表や論文報告をするためにも、
国際学会は早めに見ておくのが吉
工夫にあふれた日本人の発表も必見！

研究費獲得を目指す

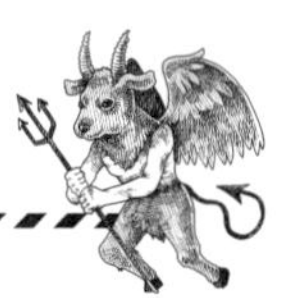

少し、**夢のある話**をしましょう。

自分で書いていても、苦行かよ！とも思える学術活動の話をしてきました。実はまた似たようなベクトルの話になるのですが、これまでとは少し異なる、アメとムチのアメ成分がそれなりに含まれる話になります。

「研究費を獲得する」という響きが、もう多くの人にとって「自分関係ないし！」的な感じがして、アレルギー反応を示す人もいるかもしれません。大学教員は義務として科学研究費助成事業（いわゆる科研費）に研究計画を申請しますね。イヤイヤ書いている人も多いと思います。もしくは大学の継続研究に関して大学院生の義務として書かされている、あるいは上の先生が書いてくれているなんて人もいると思います。

☯ 研究費として申請できるもの

科研費申請にもいろいろ種類はありますが、**若手が申請するものはだいたい 3～5 年前後で合計 300～500 万円程度の研究助成金を受けるものが多い**です。学生や若手研修医だとイメージがわかないと思いますが、この預かった研究費から

教科書

学会の旅費

パソコン

翻訳ソフト

動画編集ソフト

校正

などにかかる費用を支出できます。研究できちんと使用するものに関しては恐らく皆さんのイメージよりも幅広いものが買えます。ただし、税金から研究費をいただいているので、注意しなければいけませんし、きちんとルールがあり、それを遵守する必要があります。

もしも心臓血管外科の手術にかかわる研究を申請したとしたら

イメージがわくように、心臓血管外科の手術にかかわる研究を申請したとしてざっくりとお話しします。研究費では下記のようにさまざまなものの予算がまかなえます。

①論文などは調べたけれど、きちんとした教科書の情報もほしいため、**成書を買う**

②世の中のトレンドを知りたいから、**学会に行って勉強**して研究に還元する

③研究用のハイスペックな**パソコンを購入**する

④研究報告のために必要な**翻訳ソフト、動画編集ソフトを購入**する

⑤**研究報告内容を校正に**かけて、早くいい論文に仕上げる

このような感じになります。もちろん、購入したものは自分の他の仕事でも役に立つものなので、こういったものを研究費でまかなえるのは大変ありがたいことです。研究助成というものは、研究者を支え、育ててくれるものでもあります。これだけでもありがたく、ちょっと夢を感じますね。

☯似てるね、研究費審査と○○○○○○

そもそも研究費申請と言っても、なにを申請すればいいの？ と思うでしょうが、それは自由です。理系（医系？）な自分からしたら、文系の採択研究などを眺めると、こんなことも研究費として申請が通るんだなぁと純粋にビックリします。自由と言ってもどうしたらいいかわから

ないのが普通なので、やはりこれも論文と同じで、最初は上級医に指導されながら行うことになると思います。

申請書に書き込む内容は自由ですが、科研費でいうと、3割程度の採択率を勝ち抜ける内容である必要があります。審査をするのは科研費に採択されたことのある研究者などで、大学の教員が多く含まれます。

…

気付いたでしょうか？

実は**研究費審査という作業は、和文論文の査読に近い**のです。しかも修正が利かず、採択率が英文論文並みに低い、一発accept か一発 reject の査読です。そして、**当然この審査員の先生方は、論文の査読もしている**はずです。これこそが、僕が**和文論文を大事にすべきと考えている大きな理由の一つ**です。

『科研費申請書の赤ペン添削ハンドブック』（児島彰康 / 羊土社）のような、いい科研費指南書は確かにあります。ですが、内容が非常にボリューミーで、研究専任ではない僕ら臨床医がこういった本の内容を完全に理解するのはかなりしんどいです。ですが、**和文論文の査読で鍛えられていると、論理的でかつ審査員がしっくりくる文章が書けるため、研究費申請では非常に有利**になります。

☯ 論文執筆を参考に

どんな書き方をするかですが、これも論文とほぼ同じです。研究テーマ名や概要が最初に来ますが、これは最後に気合を入れて書く必要があります。背景としてどのような問題があり、それに対してわかっていること（known）、わかっていないこと（unknown）、明らかにしたいことをまず述べます。これらは**研究の着想や目標に相当**します。

次に、**研究の方法や予算**を書きます。方法は1年単位で、どのように進めていくかを具体的に書く必要があります（マイルストンの設定）。実はこのあたりのクセが強く、初心者には書き上げるのは難しいので、計画を一通り考えたら細かい部分は上級医と考えるほうがいいです。ここで**重要なのは研究の斬新性や新規性**です。いかに申請する研究が価値あるものかを力説しなければいけません。ただし、力説の仕方を間違えると「クドイ」と思われるため、淡々と重要性を訴えます。予算や計画は難しく感じますが、計画変更は可能なので、**書類としての完成度を重視**すべきです。一度予算のついた研究を経験すると、不思議と慣れます。最後に、**申請した研究をその後どのように発展させていくか**などを添える場合もあります。この申請が通ったらその費用をもとにどのような実績を期間内で出し、その後他の予算を得てどういった最終目標に向かいますといった、さらに先を見据えた内容です。

最大の難所

そして最後に、ここまで一生懸命申請書を書いた多くの若手が苦しむ項目が来ます。「**申請者の業績**」です。業績がないと採択されるのは難しいと感じ、内容にも気合が入らなくなりますし、実際のところ実績がないと高い点数が付きにくいと思います。僕が「若手研究」という応募枠で人工心肺に関する研究費を申請したときは、学会の上級演題で補助人工心肺（ECMO）の報告をし、その過程で研究の着想を得たと、**最初の着想のところで自分の業績に触れる**ようにしました。論文としてはこれまで「○○（case report）など、心臓血管外科領域や集中治療領域で報告をしており、今回の研究報告も○○（学会や雑誌）で報告したい」などと書きます。こうすることで「学会でも話題になるような研究テーマで、申請者はベースとなるアイディアやデータを持っていそう。きちんとアウトプットできる申請者からの研究申請」という印象を与えられます。**業績を載せられれば審査員が感じる印象が大きく変わる**ので、やはり**学術活動は大事**ですね。

結局ですが、

アイディアあります！ プランもばっちり！ 実績もあって今回も実績残せます！ あとはお金がないだけです！！

という申請書が書ければいいのかなと思っています。和文論文を書いている人は、それが研究費申請につながるかもしれない、ということをぜひ覚えておいてほしいです。

研究費で夢を叶える

実務的な話が長くなりましたが、夢のある話は実はここからがメインです。

研究費申請にはさまざまありますが、センター・オブ・イノベーション（COI）プログラムという、国が革新的なイノベーションを生み出していくために開始したプログラムの研究開発支援があります。母体は科研費と同じです。このプログラムに僕は「見本映像に合わせてトレーニングができるVR心臓手術シミュレーター」という研究費申請を行い、2年間（コロナの影響で3年に延長）で1,540万円の研究支援をいただいています。最初に述べますが、僕らはCOIから求められているほどの実績はまだあげられていません。ですが、これだけの研究費をいただければ必要なものを揃えられ、いろいろな人に協力をしてもらえます。いつか僕らに「この研究費を預けてよかった」と思ってもらえるよう、この研究を続けていきます。感謝の気持ちを込めてここで紹介させていただきました。

研究費を得て

さて、この研究はタイトルの通り、手術トレーニングのシミュレーターを開発する研究です。今は理工学部と協力し、このシミュレーターの開発、改良を進めています。特許申請も2020年に終え、展示会への出展も行いました。その後、研究の協力企業を探し契約を交わしました。今後企業との共同開発を進め、成果物の販売を目指していきます。この研究が軌道に乗れば、心臓外科の後輩（大学院生）が、臨床から長期間離れることなく、手術トレーニングや教育に関係する研究を続けることができると信じています。**研究費を得ることは、研究そのものによって社会に貢献できるだけでなく、このように新しい道を拓くきっかけになる**のです。

行動し、活用する

実は、僕が参加した国際学会の費用もこの研究費から支出しています。世界の最先端やトレンドを学ぶきっかけとなり、視野が広がりました。予定では、ミネソタ大学にも研究開発の相談に行き、短期留学で共同開発をすることになっていましたが、コロナのために実現できませんでした。しかし、せっかく作ることができたコネクションですので、また次のきっかけを狙います。そしてこの研究費で、術者目線で撮影ができるカメラ＆ライト（170万円）、心拍動下冠動脈バイパス手術訓練装置のBEAT（EBM株式会社）2つと（100万円）、針糸や持針器を含む周辺機器（120万円）など、研究以外でも僕らの役に立つ（≒患者さんのためになる）ものを揃えることができました。もちろん、これらは研究費申請の段階で予算に計上しています。

論文などを書くことは単純な繰り返し作業のようにも思えますが、研究費申請という、前向き研究をするための準備でもあると思います。プレッシャーもかかり、手間もかかり大変ですが、エキサイティングで夢のある話でもあります。ぜひ多くの人が**自分で研究費を得て、いい研究をしてほしい**と思います。

企業の研究支援もオススメ

ちなみに、公益財団法人や一般企業などからの研究支援もあります。大学にいなくても申請できるものもあるので、出身大学に確認してみたり、ネットで検索してみたり、MRさんなどに聞いてみたりするのもありです。**企業の研究支援はプレッシャーが少なく、のびのびと研究ができる**なぁと肌で感じています。企業が募集している研究支援にも僕たちは応募しています。最近でいうと第一三共から2年で60万円の研究支援をいただき、そこから始めた3〜4 mmの細い人工血管吻合法に関する研究報告を、近々大学院生の後輩とする予定です。

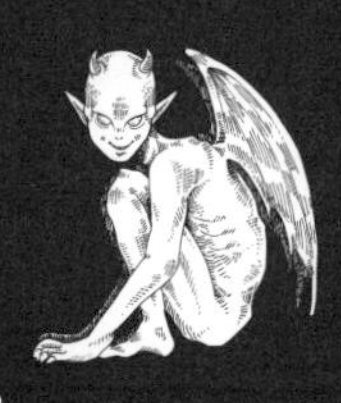

お金があるからこそできる研究（臨床研究含む）もある
研究費獲得のノウハウは、和文論文の執筆とほぼ同じ
研究費を獲得して夢を広げろ！

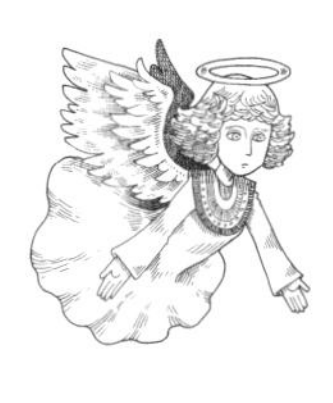

研究費では、その研究以外に役立つものも揃えられる
研究費を獲得することは、
自分や自分のチーム（診療科など）の成長にもつながる

Column

われわれの医工連携

弘前大学大学院理工学研究科（理工学部機械科学科併任）准教授
藤﨑和弘

「世のため人のためだよ」と指導教員に言われて育てられ、大学教員としての日々を過ごしています。自然科学の研究を進めていると、ある日出会った１つの興味や自然現象にとらわれて生活することも楽しいのですが、いつもそれが「何の役に立つのか」を併せて考えるようにしています。長らく工学の世界に身を置くからということもありますが、医学部の先生方の近くにいたことが大きいかもしれません。大学院生活の頃からバイオメカニクスに関連した研究テーマを進めており、特に整形外科の先生方とご一緒する機会が多くありました。当時所属していた大学は医学部と工学部の立地が近く、また、それぞれの教授の方針もあり、医学部の先生がよく出入りしている研究室でした。医学部の先生方は皆さん、われわれとは比べられないほど学業に取り組んでおられ、本来ならばその能力と努力を自分のためだけに使えば豊かな生活を手に入れるのも難しいことではないと思います。「人のため」に全力を注ぐ先生方の姿勢に学生時代に触れられたことは、私にとって非常に良い経験になりました。

さて、弘前大学大学院理工学研究科では、附属の研究教育組織として「医用システム創造フロンティア」を展開しています。運営や教育活動に本学医学部の先生方にも協力いただいておりますが、研究に関しても医工連携の「場」となることを期待しています。現在共同活動を行っている胸部心臓血管外科の小渡亮介先生との出会いも、フロンティア活動の一環として実施した米国ミネソタ大学訪問（平成 29 年度学都ひろさき未来基金「弘前大学グローカル人材育成事業」による支援）がきっかけでした。ミネソタ大学のみならず、メイヨークリニックにも足を運ぶなど思い出は多々ありますが、１週間ほどの滞在中毎朝ミシシッピ川のほとりにジョギングに出かける小渡先生を見て、医学部の先生はパワフルだなと感じたものです。それから現在に至るまで、研究活動での連携が進み、成果のお話はこれからに期待していただかなければなりませんが、他の先生方も巻き込んでいろいろな活動を始めるに至っています。学内の連携コーディネータの方から「どうしてうまく連携できているのですか」と聞かれることがあります。そのくらい医工連携で実績を上げていくのは難しいことなのかもしれません。これは私見ですが、「来てくれるから」です。本学は医学部と工学部のキャンパスがやや離れています。離れすぎていてもそれなりに進め方はあるのかもしれませんが、近すぎず遠すぎず、言ってみれば「わずらわしい」距離なのです。そんな距離をもろともせず、手術を終えた後でも来てくれる先生は貴重です。最先端の研究スキルをお互いに出し合って磨き上げ、偉大な成果を創出するという理想を描いておくことも大切かと思いますが、実務者同士が簡単な協働を実現することから始めていけば、足元が固まり、本当の意味での連携になるのではないかと思います。

モノマネを極める

後輩の成長と
自分の成長はセット

若いうちの発表は
内容よりも指導医選択が
重要

イノベーションを
起こせ

学生、研修医時代は
予習に全振り

機器もアプリも自分もアップデート

迫りくるプレッシャーを押しのけ、
自分なりのベストバランスを
導き出す

第5章

そして
0.8人前へ…

そして誰もいなくなった…？

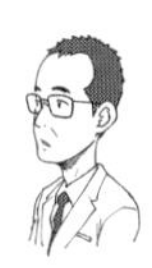

ごめんコワちゃん、僕３月でいなくなるんだ

これを聞いたのは2018年11月（ボス退職4ヵ月前）でした。あと6年一緒に仕事をするつもりだったボスが筑波大学に栄転され、10年目になった僕は青森県の小児心臓外科の責任者となりました。その翌年には、福田幾夫前教授も退官され、僕の周囲の環境は激変しました。

環境の変化は突然に

世代交代というのは徐々に行われることもあるかもしれませんが、多くは突然その時が来るのだと思います。ですので、若手の皆さんも**常に準備をしておく**必要があります。大学院の話の際に出てきた一学年上の先生の受け売りですが、“**風は常に吹いているから乗れるのであって、突然吹いた風に対して人は倒れてしまう**ことが多い”のです。ただし前述の通り、突然風が吹いて乗れなかったらそれっきりってことは普通にあります。なんとか突然の突風に耐えられるよう、準備する必要があります。

とはいえ、一人でなんでもやるのは無理ですし、その必要もありません。頼りになる上司たちがいなくなっても、すぐに連絡は取れます。田舎者の僕でも、大阪や筑波、その他の地域の先生方に相談に乗ってもらって何とかやれています。このほかにも、東北各施設の小児心臓外科責任者のメーリングリストなど、正規のセカンドオピニオン手続きがなくても治療方針を相談することができています。もちろん、患者さんやご家族、画像の共有も含め許可はいただけますし、むしろご家族から喜んでもらえることが多いです。

院内でも皆、当然戦力ダウンなことはわかっています。笑いながら困った顔をしているとたいてい助けてくれますので、**自分の立場が上になったときこそ、周囲への「ホウレンソウ」が大事**なのだろうと痛感しています。

ということで、卒後10年で小児心臓外科の責任者となった僕には当然変化が出てきました。自分自身や後輩が、こうしたほうがもっと成長できるのでは、と考えることが多くなりました。10年目でどれくらいのことができ、そこからどのような選択肢があり、何を選択するかなど、0.8人前の僕なりの考えをここではお伝えできればと思います。

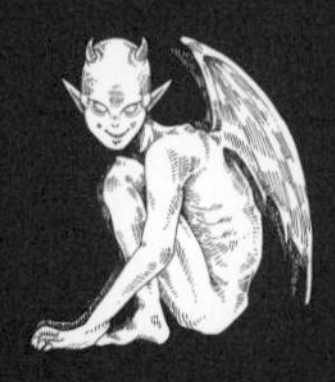

一人ですべてを解決しようとするな
頼り合うことは成長の第一歩

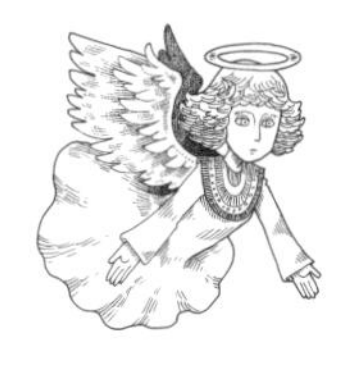

突風も乗り切れる準備をしておくことが重要
チャンスは何度も来るとは限らない

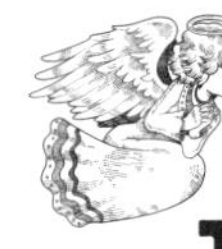

攻めから守りへ

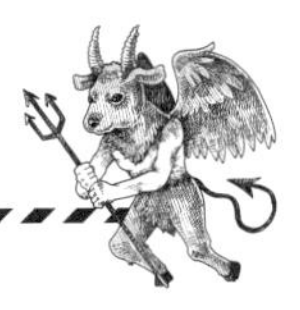

まずは冷静になる必要があります。自分しかわからない、自分しかできないと思い込むと視野が狭くなり暴走しがちです。初めての執刀や手技などと同じ感覚ですね。「これしか選択肢はないから」と思ってしまったときは立ち止まり、後輩がそのように言った場合はきちんとディスカッションするようにします。「これしかない」の時には、ともすると独りよがりになっていることが多いためです。

☯「目的」と「手段」

小児に限らず、心臓血管外科は発展途上の領域であり、さまざまな治療選択肢があります。画像診断は格段に進歩していますし、その画像から 3D 心臓モデルを作って術前シミュレーションもできます。治療のための新しい機器は日々進化しており、カテーテル治療により大動脈や大動脈弁など心臓内の治療まで可能な時代に突入しています。従来の手術においても、人工弁や人工血管、それらをうまく縫い付けるための針糸などもどんどん進化しており、ロボット手術により小さい創での手術も可能になってきています。一方で、治療の選択肢が増えているからこそ、僕たち医師も考えなければならないことが増えてきているのではないかと日々感じています。

治療選択の際、僕は**「目的」**と**「手段」**についてよく考えます。もっと生々しい言い方をすると**「患者さんのためなのか、自分がそれをやりたいのか」**と**「新しい技術や革新的な手術か、無難な手術か」**などです。

何がベストか

そりゃ当然**患者さんのためになるベストな方法**でしょ、と思うでしょうが、たくさんの選択肢があるなか、時に僕らは目的と手段を見誤ることがあります。新しいことにトライしたい気持ちは医療の発展や自身の成長のためには必要なことです。ですが、目の前の患者さんの人生を預かる者としての責務もあります。

☯攻めたい、新しいことをしたいと思ったときは

うまく言えませんが、「どうやって攻めよう」ではなく「**どうやって守ろう**」と考えることが大事になります。これは若い先生が新しいことをするときにもつながる考えだと思います。「こうしよう」以上に「**これはしないようにしよう**」と考えられると、仕事のクオリティも保たれます。

一人で突っ走らない

攻めたいと思うときこそ、きちんと周囲と話し合い**オープンなディスカッション**を心掛けましょう。自分にしかできない、自分にしかわからないと思い込んで突っ走り、痛い目にあってはいけません。一番痛い目にあうのは患者さんなので。

新しいことにトライするとき、うまくいかないことはどうしても発生してしまいます。もしかしたら従来法を同じ患者さんに行ったとしても同じ結果になったかもしれず、新しいことにトライしたせいで問題が起きたのでもないかもしれません。それでも、新しいことにトライして問題が生じたときには、その問題に真摯に向き合う必要があります。

当事者同士で見定めない

「新しい技術がある、これは自分や自分たちにしかできない」という攻めの姿勢は時には重要です。ですが、問題が生じたときに「これくらいの問題は起きてしまうことだから仕方ないことだ」「これしか手段は

なかったんだ」と当事者たちが言ってしまっては、適切なフィードバックが得られず、議論も前には進みません。

新しく革新的なことを提案する際にはやはり、「これはしないようにしよう」と、起こり得る問題とそれに対する対処法を考える必要があります。まさに**守りの姿勢**です。そしてそれらは**オープンに話し合う**べきことです。**問題が生じたときに「しょうがないことだ」と言えるのは情報を共有していた周囲であって、当事者ではない**のです。医療安全を再考するという意味からも今一度、マシュー・サイド著の『失敗の科学』（ディスカヴァー・トゥエンティワン）をオススメします。

常に心にブレーキを

研究では倫理委員会がブレーキ役となり、攻めの姿勢が強くなり過ぎないようにしてくれます。当然臨床でもそのような役割を果たす委員会はありますが、専門化、細分化が進む外科治療を院内組織がすべて理解し、適切なブレーキ役を果たすことは簡単ではありません。だからこそ、**攻めたいときでも守りの姿勢**、ブレーキの部分を個人としても、組織（当該科や多職種で形成されるチーム）としても大事にしたいですし、後輩にもこのような指導をしています。

ちなみに僕らの場合は、こちらで対応が難しい症例に関しては県外施設にお願いすることが結構あります。そういうケースにトライできないということに、外科医としては複雑な気持ちにはなりますが、**目的と手段を見誤らない**ことの重要性や、**医療の中心にいるべきは患者さん**だということを日々学んでいます。皆さんも目的と手段に関して時折考えてみてください。これは時期や環境によっても日々変わってくることです。

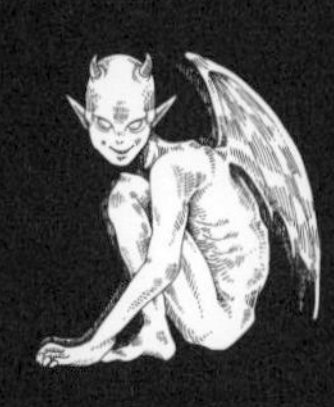

「これしか方法はない」と思ったときこそ、
独りよがりな考えに陥っていないか熟考せよ
ブレーキを踏むこと、議論することに正面から向き合え

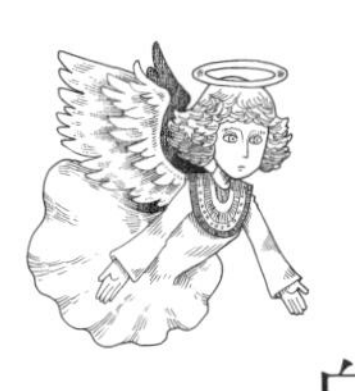

日常診療では「攻め」より「守り」が圧倒的に大事
治療の中心は患者さんということを念頭に、
自分が行うことが「手段」なのか「目的」なのかを見極めよう

後輩との手術

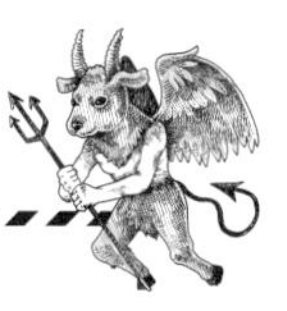

これは当たり前ですし、全員が通る道なのですが、最初はやはり大変ですよね（笑）。後輩に助手をしてもらうことのほうが難しいと感じていますが、後輩が術者をするときのサポートの仕方で、自分なりに見えたことがあるので紹介します。このあたりのことは『医療者のための成功するメンタリングガイド』（徳田安春 / 医学書院）でよく書かれています。教える側の苦悩と教えられる側の苦悩、双方の立場をこの本を通じて理解し手術に臨むことで、**教える側、教えられる側双方が成長**できます。

過保護もときには大事

ともかく大事なのが、事前の話し合いです。手術手順書自体は事前に作成し、手術にかかわるチームで共有している施設が多いと思います。ですがここで大事なことは、その手順書には書かれていない行間です。**行間部分こそ実際に手術をしていく術者、前立ち（指導者）にとって大事**になります。どういう縫い方をするか、そのためにどのような準備をしているかなども確認する必要があります。どうしても手術の前には、自分が難しい、自信がないと思っていることを周囲には言いづらいものです。なので、それをきちんと先輩が引き出してよく話し合うことが大事です。大阪時代に僕が言われたことですが、ビデオを見て予習する際も、初心者には本当に注意を払うべき手順や手の動かし方が見えていません。一回でもいいので**一緒にビデオを見ながら内容について話し合う**ことをオススメします。過保護に聞こえるかもしれませんが、そのほうが後輩も早く育ち、手術の安心・安全につながります。初心者が行う手術はそこまで複雑じゃないので、術前は細部まで確認を行うけれども、**手術が始まってからいきなりそれまで教えていなかったことをたくさん言って術者を混乱させるなんてことがないように**したいところです。

できてる!と思わせることも成長を助ける

慣れないうちの手術において、術者は自転車をこぎ始めた子どものようなものです。手術中、指導側は**術者が転ばないように支え**つつ、「自分で前に進めている！」と感じてもらえるように**サポート**する必要があります。相手がまごついているのに相手のペースを無視して指導しても、相手にその指導は届いていないしパニックになります。黙りすぎもよくなく、せめて「いいよ」とか「こうしたほうがいいかもだけど、それでもいいよ」とか、**術中にもきちんと評価を入れてあげる**と術者もノリ気になれます。たまに「しっかり手術を見てれば初めてでもできる」的なことを耳にしますが、**手術も自転車と同じ**です。やってみないと、やらせてあげないとできるようにはなりません！

☯ 同じ60点でも見方を変えれば結果オーライ!?

消化器外科と心臓血管外科での指導方針というか、後輩に対するコメントの違いは見ているととても面白いです。ざっくり言って**消化器外科は加点方式**、**心臓血管外科は減点方式**です。すべての施設がそうというわけではないのでしょうが、この傾向は結構当たっていると思います（笑）。いろいろ言われても、「あれうまくできていたじゃん」とか、「ここができるようになってきたね」と褒められたほうが気持ちいいですよね？ 消化器外科の人材育成法は大変勉強になります。手術中はそうはいかないこともありますが、後のフォロ

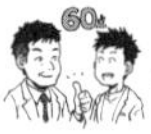

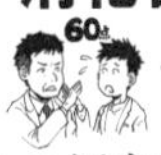

ーは必要です。後輩から質問や意見をどんどん引き出せるような関係が理想です。

せっかく自分の中でうまくいったと思ったり、成長を感じたりしても、ちょっとしたことを怒鳴られて、そのあとにフォローもないとシュンとしてしまいますね（笑）。あれもこれもできてないと言われる60点よりは、あれとこれができるようになったなと言われる60点のほうが気持ちいいし、上司とコミュニケーションも取りやすくなりますよ！

ベトナム方式も取り入れる

あと、**手術の一部を後輩にやってもらう**ことは重要です。チャンスが少ないと突風に倒れてしまうだけでなく、数少ないチャンスをつかもうと無理して背伸びし過ぎる人も出てきて危険です。ですからきちんと段階を踏んで相手のやれることを増やすべきだと思っています。僕程度の経験値だと、後輩云々言ってないで自分でやれと思われちゃうかもしれませんが、僕もいつどうなるかわからないので、まだ早いと言わず自分も精進したうえで、**自分や他の先輩を超えてくる後輩教育**をしなければと思いながら仕事をしています。

指導側もですが、ぜひ教えられる側も教える側の苦悩を理解したうえで手術に臨むと、生産的なメンター・メンティー関係を築け、その分いい指導を受けられます。ヒトタラシ、大事ですね。

できるようになったことをベースに指導していく
加点方式指導法がオススメ

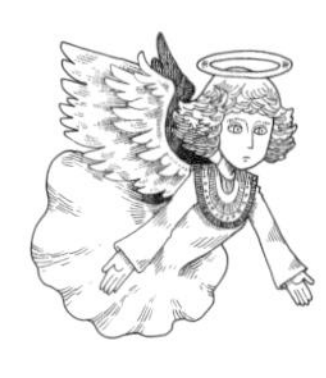
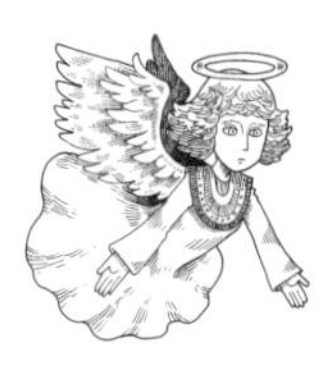

術中に新しいことを教えようとしすぎて後輩を混乱させない
後輩との手術は事前準備が重要

学会活動を再考する

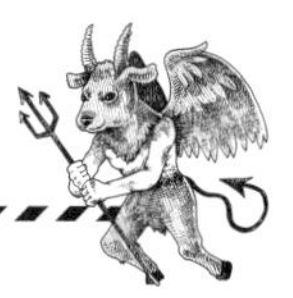

フワフワとした話が続きました。ここまでいろいろ書いてアレなのですが…、外科の世界では、臨床（手術）のことで最初の10年のうちに極端に劣等感を感じたり無力感を感じたりというのはあまりないのかもしれません。最初の10年程度であれば、多くの人は自分のやりたいことはできていると感じ、ここまで僕が書いてきた学術的なことをする重要性は感じないかもしれません。ですが、それでも**10年目前後からは各施設のポストが減り、自分のやりたいことができない人のほうが圧倒的に増えていきます**。その頃に、ここまで書いてきたような**活動をしっかりと行い、実績を残した人が評価される**ようになります。何とかその段階をクリアできたら、また学術活動への取り組み方も変わってくるため注意が必要です。

エフォート作成から見えてくること

やれることは限られています。大学教員はエフォートという、その年の教育や研究、臨床をどれくらいの割合で実施するのかという予定表を作成する必要があります。研究費申請などでも、どれくらいのエフォートをここに割り当てるのか書くことを求められることがあります。これは面倒だと思っていましたが確かに大事で、**自分がどれだけの仕事ができそうか一度見直す**ために重要だと思います。なんとなく昔、母に「行き当たりばったりだと目標にたどり着けないから、目標から逆算したスケジュールを作ってから日々過ごしなさい」と言われて部活のインターハイやインカレまでのスケジュールや、同時期に来るテストのスケジュールを逆算してこなしていたことを思い出します。

自身の学会報告と後輩指導は車の両輪

エフォート作成をしてみるとわかりますが、学年が上がると仕事の数も質（責任の重さ）も当然上がり、やりたいことが全然こなしきれません。そこで僕は、自身の学会活動を再考することにしました。

年 20 回発表したと言っておきながら、まだ今の自分には多くの人が見たい、聞きたいと思うような学会報告をする実力や臨床力はありません。発表の仕方を学ぶという点で集中的に発表する時期は必要です。ですが、腰を据えて**真に価値のある報告をする必要性**もあります。とはいえ急に組織全体の発表数を落とすわけにはいかず、小さな会、小さな発表で得られる意義も確かにあります。そうなると**必然と後輩への指導が必須**になります。10 年目以降に自分のポジションを得るためには、自分の報告ができることと後輩の指導ができることの両方が求められます。このシフトチェンジができていない人が多いため、若い方はこの通過点を意識して、**早いうちから指導慣れをしておく**ほうが後々楽になります。

☯ 個人・組織の体制構築も組織人としては重要

後輩の人数にもよると思いますが、僕は指導している後輩が 8 人前後いるため、一人に年 2 回の症例報告、年 1 回の original 的な報告をしてもらえれば、後輩個人としても施設としてもノルマを達成できます。このペースを守るためには常に調べる価値のありそうな仮説や研究デザインを考える必要があり、若手のときと今では随分と働き方が違います。明確な研究デザインを提案してあげると、若手もしっかりとデータ収集や文献検索など自分でやれることをやってくれるため、こちらも必死に頭を回転させます。指導を続けることで、施設としてのノルマ（というのは良くないかもしれませんが…）は後輩がこなしてくれ、自分自身は1～2年に一回はインパクトのある前向き研究や基礎研究を、締め切りをあまり気にせずゆったり進めていくことができます。

学生や研修医の先生は若い先生の活躍をよく見ています。手術ももちろんですが、若手がいい研究テーマを与えられ、きちんと指導してもらい、いい報告をしていれば、その科に対するイメージもよくなります。**人が増えれば組織としてできることは格段に多くなる**ため、学会活動を再考するブレイクスルーポイントはぜひ見逃さないでほしいです。

☯ その時々にあわせてスタイルを変える

こうやって学会に参加していて感じるのですが、日本は学会が多過ぎです。もちろん勉強にはなりますし、発表のチャンスの場であることは間違いありません。ですが僕らの領域で考えてみても、全国学会で10前後とそれらの地方会を合わせると20～30の発表の場があり、若手にはそのスケジュール把握すら不可能です。そういった会でシンポジストなどをよくされている先生方は、その大役、使命を背負っているのだと思いますが、腰を据えて行う研究やそれらの論文報告を増やすことは、今の学会スケジュールのままでは難しいのではないでしょうか。

ここに関しては僕も正解がわかりませんが、今（卒後12年目）の僕は**自分の学会発表は最低限にし、学会発表よりも論文執筆、研究に重きを置いて**います。後輩に対しては一人に対して年に一つテーマを設け、そこからどの学会で発表しようか決めるスタイルにしています。発表数が減った分、論文化する発表の割合をかなり増やしています。また、どうしても演題を出したほうがいい学会に関しては、余裕のある後輩にイレギュラーなイベントとして発表を頑張ってもらっています。

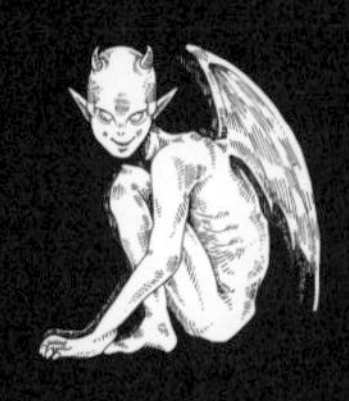

後輩には「ルーチンの報告」をしてもらいながら
自身は「真に価値のある報告」が必要になる
求められるものの変化に柔軟に対応する能力を身に付けろ

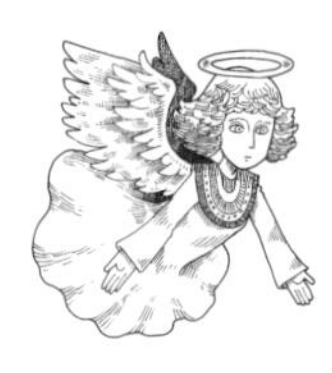

卒後10年、働き方のシフトチェンジが必要に

Original article を目指す

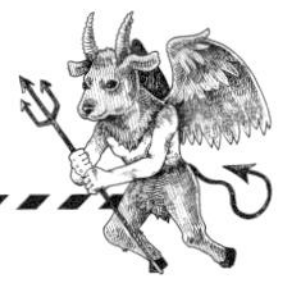

Original article は本当に難しいなぁと思います。これを書いている現在、僕の original は自分で書いた論文と後輩の 2nd author として携わった論文が一つずつだけです。Original をバンバン書きたい人は『臨床研究立ち上げから英語論文発表まで最速最短で行うための極意』（原 正彦 / 金芳堂）をオススメします。僕からはまず、外科医が original article を書くことの難しさや葛藤について述べたいと思います。

☯ 二段階クリアは永遠のテーマ

Original 的な発表の項でも述べましたが、もはや国内でさえ「当院における…」のような発表では演題が通りません。論文に至ってはさらに狭き門になるため、かなり工夫した内容で攻めないといけません。しかし工夫が強くなればなるほど n は少なくなります。**工夫が弱ければ「価値のない発表」、工夫を強くしても n が小さければ「n が小さくて何も言えない発表」**とあしらわれる可能性が高く、そこの最大公約数を探るのに苦労します。

同様に難しいのは、その**研究内容が臨床的にどのように役に立つか**、さらに踏み込むと**自分が調べてみたい内容か**ということです。臨床的意義は第三者が後に決めることと割り切ることができますが、書く本人としては自分が調べてみたいことを論文にしたいですよね。論文を書く練習と割り切ることもできるかもしれませんが。この**「調べてみたいこと⇒論文にできそうな内容」の二段階をクリアできるテーマは外科領域ではそんなに転がっていない**のではないかと思います。

調べて面白そうなことで、しかも論文にできそうなテーマ。これに気付けて論文化する力は普通に仕事をしているだけでは身に付くものではなく、僕は手探りで10年かかってしまいました。皆さんにはここを一つの目標にして、この本を参考に僕よりももっと早くスマートにoriginalが書けるようになってほしいです。

☯書くことを目的に視点を変える

もう一つ、外科医がoriginal articleを書くことの苦しさに関して述べると、基本的に手術は施設や術者のポリシーが反映されます。学会でもよく耳にするsurgeon's preferenceというやつです。日本では通常、患者の治療方針を2つに分けてみようなんてことは行われません。つまり、比較検討群が作りづらいのです。手術成績がいいため、うまくいった群とうまくいかなかった群で分けることもなかなか難しいのが現状です。比較検討群がなく、一つのポリシーの結果を示した論文は稀に見られますが、それはもはやその施設や術者が凄いということを示しているような論文で、うらやましく思いますが、どの施設や外科医でも投稿できるような代物ではありません。

ここまでくるとoriginal articleを書く気が失せてしまうかもしれませんが、ではどうすればいいのでしょうか。一つは前にも述べた、**特別な評価法や完全に新しい知見を、少ないn数で語るpilot studyを報告する**ことです。これに関係して、**臨床的には大事な、ちょっとした手術方法や方針などを前向きにminor changeして、その結果を後ろ向きに検討する**方法があります。その他には、**統計学より再現性という点において上位である分野（数学や物理学）を取り入れた研究をする**ことも、アリです。あとは、コロナ禍に関連した内容など**時代に沿ったテーマ**も当然インパクトがあります。

☯ 発表することを目的に戦略を変える

いずれも、簡単にできることではなく、普通の外科医がoriginal article を書くためには相当作戦を練る必要があります。僕たちも、さまざまな反省を経て、現在4つほどのoriginal article 作成を進めています。どれもアイディア勝負で詳細は語れないのですが、地方の病院でも出せる論文を少しずつ増やしていければと思います。**内容がアイディア勝負であれば最初に報告したもん勝ちで、逆に言うと最初の報告でなければ論文の価値が一気に下がってしまいます。**そのため、投稿先も自分たちのpriority として確保するため、オープンアクセスジャーナルにすることも検討しています。このような**戦略も重要**になります。

☯「外科医とは!」

ここでおまけ話、少し矛盾した話になりますが、弘前大学には整形外科の手の外科領域で世界的に有名な先生がいました。整形外科の教授を経て病院長までされた凄い先生ですが、最終講義の内容が非常に印象的でした。**最終講義では、これまでご自身が書かれてきたたくさんの論文を紹介されていたのですが、それはすべてケースレポートだった**のです。もうお一方、同日に最終講義をされた先生がいました。その先生は循環器内科の教授で、NEJM などにも論文が採択されている世界的に有名な不整脈の大家で、最終講義ではご自身や教室のメンバーが出してきたoriginal article を多数紹介していました。最終講義後に学部長が、「整形外科の先生の話は統計の話が一つも出てこなくて、循環器の先生とのコントラストがとても面白く感じた」とコメントしていました。

医学はサイエンス、手術はアート

これは優劣の問題ではなく、「外科医とは！」といった根本的な話になると思います。僕ら外科医は、内科の先生方が多くの患者さんを治しながら質の高いエビデンスを蓄積していくのに対し、手術でしか助けられない患者さんを治療し、経験値を蓄積していく立場になります。全体から見た時に、外科手術が必要な方はそもそも少ないのですが、その中でもたまに、本当に治療が難しく方針決定に困る症例があるわけです。そこで**ズバッと患者さんを治すことが外科の醍醐味**なのではないかと思います。そしてその答えは多くの場合、ケースレポートとして報告されることが多いのです。医学の世界はサイエンスであるべきですが、外科手術に関してはアートな部分が重要であることも無視できません。外科からしか発することができない original article は出していく必要はあると思いますが、original article を数多く出すことそのものが目的になってしまわないよう気を付けなければいけないと個人的には思っています。ですので、数では絶対に物申せない日本、特に僕たち**地方の外科医は、海外の大きな施設が再検証してくれるような研究や、その研究のもととなるような手術報告をしていかなければ**なりません。

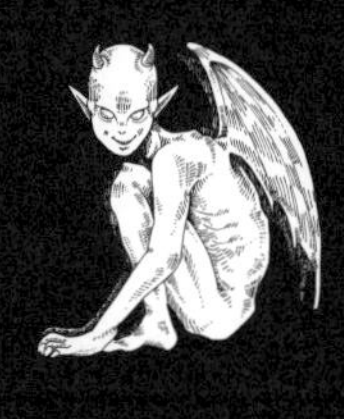

小さい施設から物申す！
大きい施設に実験法を真似てもらえる
〝初めての pilot study〟もオススメ

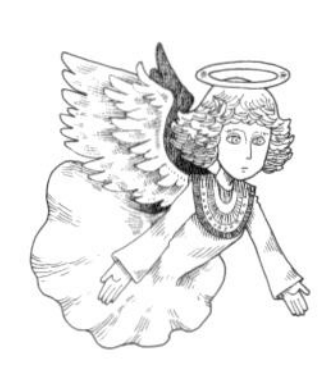

「nが少ない」「日本の外科医」が
original article を出すためには戦略も重要
目的を見失わず、研究前の段階から工夫を凝らそう

後輩の論文指導をする

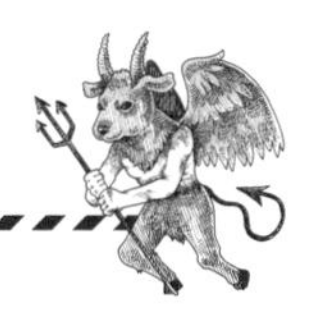

自分である程度できるようになったときは、それを人に教えることで不思議と力がついてきます。それは論文に関しても同じです。なぜ後輩ができないかを考えると、教えるべき本質が見えてきてそれを指導することができるようになります。後輩指導をあまりしていない中堅医師が多いことは、非常にもったいないです。僕にとっては**後輩の論文指導に力を入れるようになったことが大きなブレイクスルーポイント**になったので、この点はしつこく紹介したいと思います。

すべては自分に返ってくる

先日テレビを見ていて、東京オリンピック柔道100kg級金メダリストのウルフ・アロン選手が、ジャニーズ３人と綱引き勝負をして負けたのを見て、毛利元就の３本の矢の話を思い出しました。このような屈強な人でも３人には負けるのだなと。

仕事でも論文でも同じで、**孤軍奮闘には限界があります**。３人に指導してそれぞれが年に２編書くと全体で６編ですから、一人でこれに対抗するのはなかなか難しいです。指導していると単純に、幅広いテーマについて文献も含めて触れることになるので勉強になります。自分がボトルネックになると後輩もやる気をなくしてしまうので、複数の論文指導をするときのスケジューリングは重要です。

よく、**「学会発表から論文投稿につなげよ」と言いますが、実はこれ、めちゃくちゃ大変**です。自分が発表をしていて思うのですが、余裕がなく、学会発表に全力を尽くしてそのまま燃え尽きることが多いような気がします。その点、指導する立場だと一歩引いて発表に向き合うことができるのと、効率のいい指導をする必要性に駆られて論文作成まで考えた学会発表作成ができるようになります。**論文を意識して学会発表を作成する**と、論文の abstract のようなきれいな発表を作ることができるようになりますし、考察のクオリティが格段に上がります。後輩のためもありますが、**自分のためにもどんどん指導**しましょう。後輩は、臨床と学術活動が充実します。後輩は論文執筆などをし始めると、病棟業務などもしっかりこなしてくれるようになるので、指導側は学術活動に時間をかけられるようになり、ウィンウィンな関係が築けます。実務的には指導側が楽させてもらっているだけなのですが（笑）。

☯ 客観的視点をもつ

指導をし始めることで一番身に付く能力は、「文章を客観的に見る力」です。人から見てこの文章だと伝わらないだとか、論点がずれている、表現の仕方のせいで魅力的に感じないということがわかるようになるため、自分の論文や研究費申請書の作成能力も飛躍的に向上します。

また、お気づきかもしれませんが、実はこの**指導という作業は論文査読の練習にもなります**。

査読のススメ

査読に関してはおまけ程度に述べます。自分の力量との相談ですが、**査読は依頼があれば受けたほうがいい**と思います。査読できる自信がなくても『国際論文 English 査読・執筆ハンドブック』（C.S Langham/医歯薬出版）や『科学を育む査読の技法』（水島 昇 / 羊土社）があればなんとか査読できます。どうしても困ったら、授業料と割り切って校正業者に手伝いを依頼してもいいと思います。査読をしていると、自身がよく投稿する雑誌の査読傾向を外から見ることもできますし、新しく投稿先の選択肢となるような雑誌から依頼を受けてラッキーと思うこともあります。また、IF の高い雑誌に投稿されてくる論文などは、単純に研究デザインやアイディアが素晴らしいことがわかります。そのため**自分の今後の研究テーマや論文の書き方にもいい影響を与えてくれる**ことがあります。ただやはり、査読のハードルはものすごく高く感じますし、負担にもなります。後輩の論文指導はその練習にもなるため、そういった点からも**建設的な指導を繰り返す**ことをオススメします。

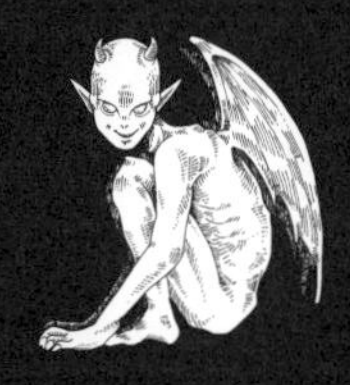

論文指導により自分の論文作成力が飛躍的に向上する
一人で闘わず、３本の矢を作り出し、この世界で生き残ろう

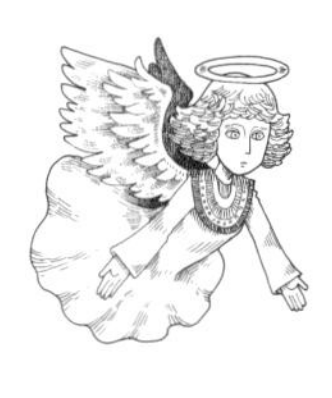

後輩指導は自身の実力を磨く手段でもある
大きなブレイクスルーポイントは自分で引き寄せよう

他分野とかかわり、研究する

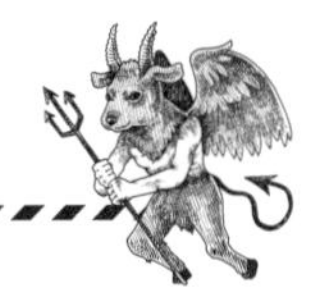

他分野にかかわることは、多くのメリットがあります。学年が上がってくると、ほんと中弛みと言ってもいいくらい、毎日や毎年がただ流れていくような感覚に陥ります。もし市中病院で他分野との交流が難しい人でも、人工臓器学会や生体医工学会などに参加すれば医療分野に関係しているエンジニアの方々に触れることができるので、**臨床の仕事に慣れてきた頃にはぜひ、他分野との交流を**してほしいです。

僕はライオンコーナー

理工学、エンジニアの方々は医師とはまったく違います。となると心臓外科とはもう生態系がまったく異なります。僕らがみんな動物園にいたとしたら間違いなく別のエリアで暮らしています（笑）。なんなら心臓外科はサファリパークかも…。内情までは詳しくわかりませんが、僕の知っている理工系の方々は皆さん邪気がなく、人の研究を尊重しながら否定をせず、助け合いながらもご自身の研究を黙々と行っている方ばかりです。前のめりな人が多い外科の世界とはかなり様相が異なります。

あまり多くを語ったり、誇示したりする方たちではないのですが、皆さん凄い研究をされています。そしてここが企業と違う点だと思うのですが、成功を前提とした研究開発ばかりではないということと、基礎的な研究を多くされている印象があります。なので正直「この研究開発、どんな現場で役に立つのだろう…？」と思う研究もあります。ですが、そのような**理工系の基礎的な研究手法や測定法などを利用して「医療現場の何か」を測定することは立派な研究テーマになります**。

☯ 医工連携には夢がある

医工連携が流行ってきていますが、多くの理工系の方々は病院とのつながりがなく、思うように医工連携ができていない状態だと思います。そこをつなぐためには圧倒的に医師からの歩み寄りが重要になります。僕の場合は前述の手術トレーニングの研究開発案を理工学部に持って行き、共同研究のお願いをしたことがスタートでした。**多領域、多施設にまたがる研究には、国や研究助成を行っている各団体も力を入れてくれているため、予算を獲得しやすい**ことも覚えておくといいです。予算がつけばいろいろな研究ができますし、使命感からか研究に身が入ります。

ウィンウィンな関係を築くために全力で協力し合う

医師側はこんなことをしてみたいという提案はありますが、理工側にも継続している研究があります。その**研究を医学的な立場でどのように手伝えるか**も考えなければいけません。こちら側の提案を言うだけでは相手に負担を強いるだけになってしまうため、相手の研究の何か手助けができないか、と考える必要もあります。理工側がモデル実験で行っていた研究を動物実験に発展させることや、動物の血で行っていた実験をヒトの血液で行うことなどは、医師側が動いたほうが圧倒的にスムーズです。そのようなウィンウィンな関係を築きながら、こちらが行いたい研究にも付き合ってもらうと、**お互いの業績も相乗効果で向上して**いきます。心臓外科では、継続研究が難しい施設も多いと思いますが、理工学部に自分たちのテーマを継続的に手伝ってもらうことで、大学院生の研究も安定して継続していけます。これこそ僕が理工学部の先生方とタッグを組んだ大きな理由の一つです。ただし、理工学部は研究そのものが学生の卒業論文テーマであることが多いため、こちらも定期的に研究に参加し、全力で協力することは大前提です。

☯外科医でもやればできる

理工学部との交流から得られたことはまだまだあります。理工学部では特許の申請はよく行うことなので、一緒に研究をしていると特許申請を行う機会があります。僕自身**2回特許申請**を行いましたが、実はこれも**研究費獲得の際などに有利に働いている**と思います（p223参照）。**医師で特許申請をしている人はそれほど多くない**からです。論文を出すだけでなく、特許申請まできちんとできる人なのだなという印象を持ってもらえると思います。また、研究計画に関する研究助成金獲得のための面接では、「そのような計画では研究の priority が奪われ危険だ」と笑われたこともあります。「俺外科医なんだし、わからないよ」と半分泣きながら知財（知的財産）の勉強をしましたが、そういう経験も後に役立っています。そういうわからなくて面倒くさいこと（失礼）は、一度やれば多少なりともわかるので、とりあえずトライしてみるのがいいです。医療行為と違って誰も傷つきませんので、…自分の心以外は（笑）。

発狂してもやればできる

僕らは他に、「公益財団法人 予防接種リサーチセンター」から助成していただいた研究費で、看護部も加わった共同研究と、医療機器認証を目指した研究開発を進めています。正直言って、すべての手続きが初めてのことばかりで全然わからなく、いつも発狂していますが、これもきっと将来何かにつながると信じて進めています。こんな綱渡り状態でも、協力者がいれば何とか頑張れます。

エリアを越えた交流

そんな感じで、**他の領域とのかかわりは自分の働き方や下手をすれば生き方にもいい影響を与えてくれます**。普通に仕事をしていれば身に付かないノウハウや業績もついてきて、それがまた自分への信頼にもつながってきます。スタートは僕のように「あなた誰？」から始まることも多いと思いますが、大学にいる方は特に他領域の方と交流をしてみてください。彼らは何より、優しいです！ 実は大きな施設はもう身動きが取れないというか、重要な研究で手一杯だと思うので、**地方の施設ほど新たな他分野との連携チャンスはつかみやすい**のだと思います。

あと、スケジュール的には忙しくなっても、この医工連携は僕にとってはいいガス抜きというか、逃げ道になっているかもしれません。僕らの世界は逃げ道がなさ過ぎて、行き詰まったり、うまくいかないことが続いたりした場合に結構キツイですよね。10年くらいしてくると燃え尽きる人も多いため、**1ヵ所にすべての力を注がない**こともリスクヘッジとしてありかも?!

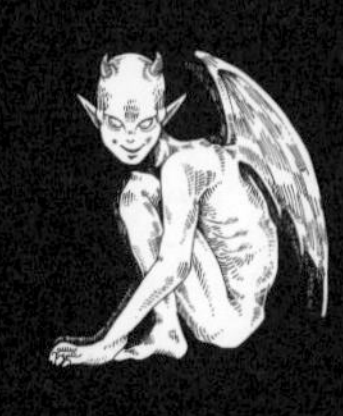

他エリアとのかかわりは刺激的。ガス抜きにすらなるだろう
外科医のリスクヘッジとしてもオススメ

共同研究（医工連携や産学連携）は新たな発表テーマとなり得る
さらに研究予算も獲得しやすい
普通のドクターがしない経験をして、自身の研究をプラスに進めよう！

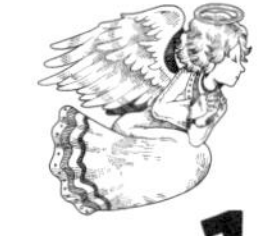

1人前を夢見て

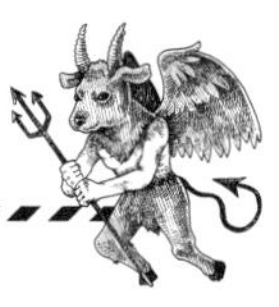

ということで、最後になりました。

1人前って…定義は何でしょうか？ どうも完璧なイメージがつきまといますよね。恐らくその答えはわからないし、1人前になっても苦労することがあるから厄介なのだと思います。

僕自身、苦しみまくっている医者の1人です。幸い、その都度ギリギリのところで気付きを得て、学会発表をしなければ…論文を書かなければ…研究費を獲得しなければ…と大学人らしいことをやってきました。出遅れていることもたくさんありますが。

こういうことをし始めて思うようになったことは、論文になるような手術や仕事をしよう…明文化できるようなポリシーを持って仕事をして報告しよう…そしてもっとこうしたほうがいいと思うことを研究していこう…などです。

順序が逆になってしまったかもしれませんが、**学術活動を行うことは臨床に間違いなくいいフィードバックを与える**ことに気付けました。

僕はたまたま卒後10年で青森県の小児心臓外科の責任者になりましたが、それでもすべてを信頼してもらったり、任せてもらったりしているわけではありません。ボスの退職後、県外への患者紹介が増えていることなど、悲しいような情けないような気持ちになることはたくさんあります。でも腐ってはいけません。目の前の患者さんをきちんと治さなければいけません。

ですが、目の前の患者さんを一生懸命治し、そのためにたくさん練習をするだけでも不十分なのだと思います。それで僕に次のステップアップは訪れないし、そのために不利益を被る患者さんも出てきてしまうのではと思い、ここまで書いたような活動を頑張っています。

正直、トップと言われるような人は一握りです。僕は、**自分の手に負えない人は何とかしてくれる人にお願いをし、自分のできることをします**。ただ、**自分ができることを増やしていく、できるものは初めてのことでもきちんと備えてこなす**、そういった姿勢を周囲に示し、評価してもらうしかないのだろうなと…**自分なりの１人前はその延長線上にある**のではと思っています。

今はほんと素晴らしい先生方が素晴らしい本をたくさん出版しています。そのため、論文の書き方などに関してはあまり突っ込んだ内容は書きませんでした。ここで挙げた本などを参考に、読者の皆さんには発信力のある人になってほしいと思います。ただ、ここで挙げたような本を出す先生方は出来上がっているというか、凄すぎなんですよね（笑）。僕は恐らく、平均より少し手術などに関して進んでいて、少し学会発表や論文でも進んでいて、少し研究費やそれに基づいた活動が進んでいる「少しずついろんなことができる卒後12年目外科医」です。**１人前を目指すときに、僕の10年間でやってきたことを一つの目安に、それ以上に皆**

さんが進んでいってくれたらいいなと思います。僕自身は、もっとこうしておけばよかったといった後悔がたくさんあるので（笑）。

本の後半になるにつれて内容も書き方も重々しいというか、前半のようなテンポも調子もいい内容ではなくなっていき、10年目の壁や僕自身の苦悩も、良くも悪くも皆さんにお伝えできたのではと思います。

学生や研修医の先生は自分がきちんとした医者になれるのだろうかという漠然とした悩み、5年目前後の先生は少しずつ見えてきた具体的な将来への不安に苦しんでいると思います。キャリアパスに悩んでいる病院のメディカルスタッフや、医者の世界を覗き見たくて読んでくれている一般の方もいるかもしれません。普通に過ごしていればなかなか気付けないことや、その解決手段を僕なりに示せたと思います。目の前に現れるブレイクスルーポイントを見極め、そこを打破する準備が重要です。何とかまずは、**少しでも早く0.8人前になることを目指して**ください。そして**共に1人前を目指しましょう！**

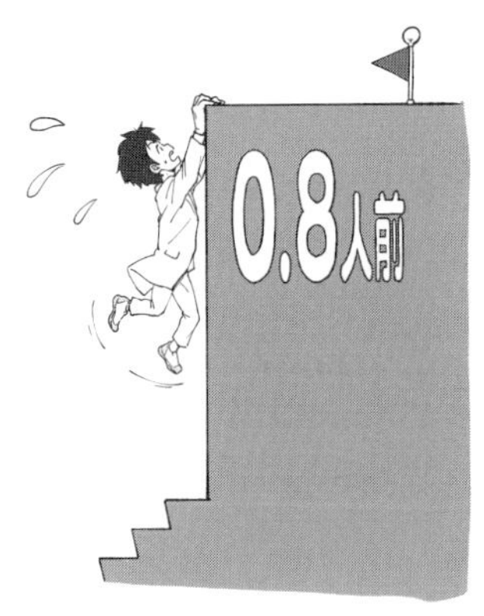

あとがき　―心を燃やせ―

この本を書こうと思った経緯には、ほんといろんなことがかかわっています。一番のきっかけはメディカ出版の『無名の医療者が医学書を出版するまでの道（著：山本基佳）』を見たことです。すごい先生ですが、いわゆる“スーパードクター”ではない山本先生の持っている信念や行動力に感銘を受けました。そして、山本先生の本はそれを見て誰かが本を書いて完結するのだという謎の使命感に駆られました（笑）。本の巻末にある「企画持ち込み歓迎！」のところを見て、山本先生の本で紹介されていた企画書フォーマットを埋めて応募しました。実は、書き終えてから数ヵ月はメディカ出版にメールできないでいました。やはり企画書を送るにはハードルが高かったのかと思いますが、メールを送った後はすぐに返事をいただいて、最初に対応していただいた江頭さんや、担当の渡邊さんに企画会議を通していただいて今に至ります。

背中を押してもらったのは山本先生やメディカ出版でしたが、その前から本を書きたいなぁとは思っていました。なんとなく外科の世界、特に心臓血管外科の世界は明るい感じがなく、そもそも心臓血管外科を目指す人が少なく、多くの施設が人不足で苦しんでいます。この分野の魅力を伝えることと、「自分なんかが心臓血管外科はできない」という“心臓外科エリートしかなれない説”的な誤解を解くため、僕は自施設でいろいろと頑張りました。そのおかげか多くの後輩がメンバーに加わってくれ、今はその後輩たちに支えてもらっています。最近になり、全国各地でも外科（特に心臓外科）に興味を持ってくれる人が増えてくれたらいいのになぁと思い出したことが、本を書きたくなったきっかけになりました。

恩師である福田幾夫前教授の最終講義で「弘前大学よ、燃えているか ?!」という話を聞かせていただきました。小渡はいつも炎上しているとかそういうことはさておき、福田先生は19世紀に活躍した教育者であるWilliam Arthur Wardの言葉を紹介してくれました。

凡庸な教師はただ喋る
良い教師は説明する
優れた教師は自ら示す
偉大な教師は心に火をつける

この言葉を聞き、僕も福田先生に火をつけてもらった者として、人の心に火をつけられる教育者になりたいと思いました。そこでタイミングよく現れたのが『鬼滅の刃』で、煉獄さんです（笑）。吾峠先生には勝手に感謝しまくっています。こういったことが重なり、自分にできることをもっとしたいと思えるようになり、それを人に伝えたい、本を書きたいという思いはさらに強くなりました。

どうも人は、大人になるとできない理由ばかり探したくなります。昔は本気でかめはめ波を打とうとしていたのに。僕は中二病なのでいつもいろんな妄想をしています。なんとかしてこれは出来ないかとか、やってみたいとか。だからアニメやゲームからは多分にアイディアやエネルギーをもらっています。熱い心があればきっといろいろなことができます。とはいえ、何かをやり遂げるためにはいろんなノウハウも必要です。この本で示したように、泥臭い努力や失敗もみんなで共有することで、多くの人がブレイクスルーに必要なノウハウにも早く気付けて成長できると信じています。そして、最後は気持ちです。気合っしょ！ 僕ももっと成長し、心を燃やし、人の心に火をつけられるような外科医になりたいと思います。この本が誰かの心に小さくてもいいので火をつけ、読んでくれた方の成長の糧になってくれることや、僕には見えない患者さんや誰かを救う力になってくれることを願っています。

小渡亮介

参考図書・Web

CareNeTV…CareNet (https://www.carenet.com) の有料映像コンテンツ。明日から使える知識を提供してくれる。DVD シリーズも一気見したい人にはオススメ。林 寛之先生の『ステップビヨンドレジデント』(羊土社) など、本コンテンツで活躍している先生方の著書も面白い。

レジデントノート (羊土社)…研修医必読。6 年生くらいで読むのも面白い。分量が多くなく、週末などときどきちょこっと気分を変えて勉強するのに向いている。

M2PLUS…スマホにいれるアプリ。『今日の治療薬』(南江堂) や『当直医マニュアル』(医歯薬出版)、『サンフォード感染症治療ガイド』(ライフサイエンス出版)、『ICU 実践ハンドブック』(羊土社) など、研修医生活では必須の教材がスマホに入れられる。これらさえ揃えていれば救急や集中治療で困ることがほとんどない。セットで購入できるので、オススメやランキング上位の教材は揃えたほうがよい。ここで支出を惜しまないことが重要。

流れがわかる学会発表・論文作成 HowTo (佐藤雅昭 / メディカルレビュー社)…これ一冊で学会発表も論文も OK。少し古い本だが、考え方など根本的な部分は今でも変わらず大事。

オールインワン 経験症例を学会・論文発表する Tips (見坂恒明 / 金芳堂)…こちらも一冊で学会発表も論文も OK。Pubmed® の調べ方や、Reference の載せ方なども簡単に書いてくれているので、投稿初心者がどうすればいいかわからないところもカバーしてくれる。

学生・研究者のための伝わる! 学会ポスターのデザイン術 (宮野公樹 / 化学同人)…絶対見たほうがいい本の一つ。いいポスターを作ることはいいスライドを作る以上に難しいので、ぜひこの本を見ながらポスターを作ってほしい。

上司は思いつきでものを言う（橋本 治／集英社）…病院って、普通の会社以上に慣例を大事にし、権威勾配がはびこっている世界だと思う。このような上司、このような医者になってしまわないようにと思わせてくれる良書。僕は読書嫌いだが、こういった本はどんどん読んだほうがよい。

前立ちからみた消化器外科手術（二村雄次／医学書院）…少し古いが、前立ちの考え方がよくわかり、みんな苦労しているんだなということもわかる本。

遮断鉗子の大「助手」論（佐多 荘司郎／アトムス）…海外留学は楽ではないなと思わされる。手術に関しては言葉も文化も違う世界で頑張られている話なので、苦悩がより伝わる。国内で苦労している分ではまだ楽だなと思わせてもらえる。

論文作成 ABC：うまいケースレポート作成のコツ（松原茂樹／東京医学社）／なぜあなたは論文が書けないのか（佐藤雅昭／メディカルレビュー社）／臨床研究立ち上げから英語論文発表まで最速最短で行うための極意（原 正彦／金芳堂）…三種の神器。全部見ることをすすめる。

アクセプト率をグッとアップさせるネイティブ発想の医学英語論文（前平謙二／メディカ出版）…これも英語論文を書くためには必須。かゆくて届かないような表現ばかり集められていて、例文を読むだけで唸る。

失敗の科学（マシュー・サイド／ディスカヴァー・トゥエンティワン）…医療業界と航空業界の違いが明確に書かれている良書。誠実で少しでもいい医療を患者さんに提供していくためにも見ておくべき一冊。

医療者のための　成功するメンタリングガイド（徳田安春／医学書院）…教える側（メンター）、教えられる側（メンティー）双方の苦悩がよく書かれている。双方の立場を知ることで問題解決に向かう術を考えられるようになる。

国際論文 English 査読・執筆ハンドブック（C.S Langham／医歯薬出版）／科学を育む査読の技法（水島 昇／羊土社）…査読をするために必須の二冊。査読側の視点を持つことで論文のクオリティもよくなるため、この本を手に査読もするとよい。

著者紹介

青森県で生まれ青森県で育つ。幼少期から空手を習っており、壊す側から治す側にシフトチェンジするため、弘前大学医学部に後期試験の補欠合格でなんとか滑り込む。大学時代は空手で国体、全日本選手権に出場、大学東北総体や全国国公立大学選手権で優勝。空手漬けの日々だったが、病院実習で指導医に褒められたことを契機に医学の勉強が好きになる。卒後は筑波メディカルセンター病院で初期研修を行い、同期や上司と和気藹々と、そしてときには激しくぶつかりあいながら修練を積んだ。外科研修を函館五稜郭病院で行い、素晴らしい仲間と海産物にも出合った。その後母校の胸部心臓血管外科に戻り、恩師の「あれ、君、小児嫌い?」の一言で小児心臓外科医の道を歩むことになる。大阪母子医療センターで１年の小児心臓外科研修を経て、大阪マスターになる（知らんけど)。翌年弘前大学に戻り心臓血管外科専門医資格を取得後、令和元年、弘前大学小児心臓外科の責任術者となり現在に至る。症例数は多くはないものの、小児科や循環器内科、麻酔科、医療スタッフと協力して小児循環器・成人先天性心疾患領域において地域医療を守っている。学術活動では主要学会の上級演題発表歴が複数あり、論文は筆頭著者と後輩の指導論文（責任著者）がそれぞれ10編以上ある。研究では医工連携に力を入れており、主に弘前大学理工学部との共同研究を進めている。これまで科研費などの研究費を３件（約2,500万円）獲得し、特許の申請もこれまで２回行った。趣味はミュージカル観劇で、劇団四季からの表彰歴もある。

小渡亮介

業績一覧

筆頭論文

○ Kowatari R, Suzuki Y, Daitoku K, Fukuda I. Long-term results of additional pulmonary blood flow with bidirectional cavopulmonary shunt. J Cardiothorac Surg 2020; 15: 279.
○ Kowatari R, Fukuda I, Kawamur T, Suzuki Y. Clampless aortic punch system for making a large-diameter access route without side-biting clamp: a preliminary study. J Artif Organs 2019; 22: 260-263.
○小渡亮介，鈴木保之，皆川正仁，近藤慎浩，谷健吾，福田幾夫．一酸化窒素吸入が有効だった僧帽弁置換術後の肺高血圧症例．日本心臓血管外科学会雑誌．2018; 47: 22-25.
など 13 編

指導論文（責任著者または第二著者）

○ Imamura Y, Kowatari R, Fukuda I, et al. Directing a dispersion cannula tip toward the aortic root during thoracic aortic arch surgery does not adversely affect cardiac function. Perfusion 2021（ahead of print）
○ Sasaki H, Kowatari R, Kondo N, Minakawa M. Aortic root and total arch replacement in a patient with prior ascending aortic repair for type-A aortic dissection. J Card Surg. 2021; 36: 2958-2960.
○田口亮，小渡亮介，皆川正仁，大徳和之，鈴木保之，福田幾夫．全弓部置換術後にオープンステントグラフト狭窄をきたした右側大動脈弓．胸部外科．2018; 71:1068-1072.
など 14 編

研究費

○課題番号 18K16382
資金制度名：2018 年度若手研究
期間（年度）：2018 年度～2021 年度
研究課題名：微酸素気泡の血液溶解を利用した小型人工肺と圧電素子を用いた小型血流
ポンプの開発
研究代表者又は研究分担者の別：研究代表者
合計 247 万、直接経費 190 万、間接経費 57 万
○課題番号　R1WD11
COI プログラム【若手デジタル連携研究】
2019 年度 -2021 年度
デジタル連携研究テーマ　トップサージャンとの比較からフィードバックが得られる
VR 手術トレーニングシステムの開発
合計 1540 万、直接経費 1400 万、間接経費 140 万
○公益財団法人予防接種リサーチセンター調査研究費
令和 3 年度
ワクチン投与ロボットの開発
合計 630 万円、直接経費 600 万、間接経費 30 万

特許出願

○発明の名称：手術用フィードバックシステム及び手術用フィードバック方法
出願番号：特願 2020-181616
出願日：令和 2 年 10 月 29 日
○発明の名称：管状器官の穿孔器
出願番号：特願 2019-050950 号
出願日：2019 年 3 月 19 日

小渡亮介
弘前大学大学院医学研究科　胸部心臓血管外科学講座
弘前大学医学部附属病院　呼吸器外科・心臓血管外科　診療講師

2010年　弘前大学医学部医学科　卒業
2010年　筑波メディカルセンター病院　初期研修
2012年　函館五稜郭病院　外科　後期研修
2013年　弘前大学医学部附属病院　呼吸器外科・心臓血管外科　医員
2014年　大阪府立母子総合医療センター　心臓血管外科　医員
2015年　弘前大学医学部附属病院　呼吸器外科・心臓血管外科　医員
2016年　同　助手
2019年　同　助教
2022年　同　診療講師

C（シー）ブックス
10年目（ねんめ）で0.8人前（にんまえ）の外科医（げかい）になる道（みち）
－とある地方医（ちほうい）の表（おもて）の顔（かお）と裏（うら）の顔（かお）

2022年6月1日発行　第1版第1刷
2024年9月10日発行　第1版第2刷

著　者　小渡（こわたり） 亮介（りょうすけ）
発行者　長谷川 翔
発行所　株式会社メディカ出版
〒532-8588
大阪市淀川区宮原3－4－30
ニッセイ新大阪ビル16F
https://www.medica.co.jp/
編集担当　渡邊亜希子
装　幀　市川 竜
表紙イラスト　ムライ
本文イラスト　小玉高弘
組　版　株式会社明昌堂
印刷・製本　株式会社シナノ パブリッシング プレス

ISBN978-4-8404-7867-0　Printed and bound in Japan

当社出版物に関する各種お問い合わせ先（受付時間：平日9：00～17：00）
●編集内容については、編集局 06-6398-5048
●ご注文・不良品（乱丁・落丁）については、お客様センター 0120-276-115